処方薬依存症の理解と対処法

著
ロッド・コルビン

監訳
水澤都加佐

訳
水澤都加佐　会津　亘　水澤寧子

星和書店

Overcoming
Prescription Drug Addiction
A Guide to Coping and Understanding
Third Edition

by
Rod Colvin, M.S.

Translated from English
by
Tsukasa Mizusawa
Wataru Aizu
Yasuko Mizusawa

English Edition Copyright © 2008 by Rod Colvin
All rights reserved including the right of reproduction in whole or in part in any form..
Japanese Edition Copyright © 2019 by Seiwa Shoten Publishers, Tokyo

This edition published by arrangement with Susan Schulman A Literary Agency,
New York through Japan UNI Agency

推薦のことば

埼玉県立精神医療センター　副院長

成瀬暢也

　近年，睡眠薬などの過量服用に象徴される処方薬の乱用・依存が深刻な問題となっている。医師が処方する治療薬という性格上，医原性の要素も強く，覚せい剤などの違法薬物とは異なる対応が必要である。医療は薬物療法中心の治療へと向かい，薬物依存症者は「使っても捕まらない」処方薬へとシフトしている。今後，処方薬の乱用・依存が，これまで以上に主要な薬物問題となることは確実である。

　米国は現在，「オピオイドクライシス」という麻薬性鎮痛薬の過量服用で年間数万人単位の死者がでており，処方薬こそが最大の薬物問題となっている。便利で快適なものを追求する現代社会において，処方薬による苦痛軽減が積極的に推奨されるであろう。

　著者のロッド・コルビンはジャーナリストであり，患者，医療者，関係者への多くのインタビューをもとに，アディクション，とくに処方薬依存症の問題と解決の実態を，見事に浮かび上がらせることに成功している。インタビューの一つひとつが，アディクションを理解するうえで大切なメッセージである。良質な小説に引き込まれるように読み進めていくと，いつの間にか複雑で難しいアディクション・処方薬依存症が容易に理解できる構成となっている。本書では，米国と日本との国の違いを超えて，処方薬依存症に関して本質的で重要な知見を得ることができるであろう。

　一般の読者，当事者，家族のみならず，治療者・支援者にとっても役立つ貴重な一冊である。

本書をお読みになる方へ

飯盛会倉光病院　院長

倉光かすみ

　今回，HRI（Healing & Recovery Institute）の水澤氏から「処方薬依存症の翻訳ができました」と連絡があり，早速読んでみた。処方薬依存症という題で出版された本がまだないという話も聞いてのことだ。水澤氏へは現在当院（医療法人飯盛会）で家族会の講師，また春からの依存症治療プログラムの指導をお願いしており，その関係からの依頼である。

　一度目は日々の経験から，すんなりと読み通した。少し時間をあけ，二度目を読んでいる。この本が入門書として，そして現在臨床で苦労している自分たちにとっても参考になる部分があちらこちらにあり，確かに日本で初めての処方薬依存症の単行本にふさわしいと感じている。

　では，実際に読み進めてみよう。

　この本は3部構成になっており，第Ⅰ部は最も読み応えがある。第Ⅱ，Ⅲ部はアメリカでの現実が語られており，今後の日本の（もしかすると現在？も）処方薬依存症の姿を想像させる。そのうえで，予防を含めた法規制についても知識として持っておきたい。

　第Ⅰ部を詳しくみる。最初に処方薬依存とはアディクションであり，他の依存症との類似点が述べられている。アメリカで乱用されている薬物の記載の中で，特に日本でも多くの問題となっているベンゾジアゼピンのくだりは入門書としても，臨床医にとっても参考となる。また重要なのは生理学的依存とアディクションの違いについてであり，処方をする医師にとって学んでおくべきことである。

次に「回復者のストーリー」がある。この中のそれぞれの回復者からのアドバイスは依存症にとらわれている人々へ紹介したいし，すぐにでも病棟やデイ・ケアへ掲示してみたいと思わせる。次に「治療者の考え」が続き，もちろん最後には「家族のストーリー」となる。この流れはちょうど当院の治療理念と重なり，興味深かった。病気と本人とを区別し，多くの専門職が適切な治療を行い，そして家族のサポートをするというものである。また，「家族にできる薬物依存に苦しむ人への10の援助方法」は「薬物依存」を「すべての依存症」に置き換え，家族会，家族へ渡せるのではないか？　ちなみに当院では「私たちにとって大切な8つのこと」というものを作っており，家族会で唱和しているが，大切なことと認識している。家族の回復もなくてはならないものだ。第Ⅰ部の最後は疼痛管理および高齢者への処方であり，この部分はよく理解し学んでおきたい。

　こうやって二度目を読み終え，三度目に読むのは恐らく今週の家族会の直前かなと思いつつ，本棚に戻した。処方薬依存となった彼らは，正当な理由から使い始めた薬物が彼らの情緒的な痛みを解放したとき，彼らは薬物を乱用し始め，そして次第にアディクションの波の中に侵入し，巻き込まれていった。でも回復は可能であり，より良い，より豊かな生活は可能であるという文章が心に刻まれた。

謝　辞

　この本の出版を可能にするために多くの人たちが私に専門的な知識をくださり，また時間を割いてくれたことに感謝しています。特に，自分の処方薬依存症からの回復に関してその体験を分かち合ってくれたすべての方々に対して，特に感謝をしたいと思います。そうした方々の声は，今まだ処方薬依存症で苦しんでいる人たちに共鳴するはずです。

　他にもまだたくさんの方々に謝意を表したいと思います。Cleveland Clinic の Edward Covington 医師，Chestnut Health System の Bill White，National Association for Advocates of Buprenorphine Treatment の Bill White, Chestnut Health Systems; Tim Lepak, National Association for Advocates of Buprenorphine Treatment; Don Vogt, Oklahoma Prescription Drug Monitoring Program; David Hopkins, Kentucky Prescription; Sgt. Stan Salyards, Louisville Police Department; Sgt. Harvey Smith, Virginia State Police; Dale Smith, Westshore, Ohio, Enforcement Bureau; Capt. Richard Conklin, Stamford Police Department; Shelly Burgess, Substance Abuse and Mental Health Services; Jeff Baldwin, Pharm D., University of Nebraska; Clifford Bernstein, M.D.; Sheila Blume, M.D.; Ed Hughes, Executive Director, The Counseling Center, Inc.

　Ray Bullman, National Council on Patient Information and Education; John Burke, President, National Association of Drug Diversion Investigators; Carol Collran, Hanley Center; Bruce Cotter, Interventionist; Patric Dalton, Addiction Institute; Robert L. DuPont, M.D.; Betty Ferrell, Ph.D.; David Gastfriend, M.D.; Ronald Gershman, M.D.; Terence Gorski, relapse Prevention Expert; Sherry Green, Executive Director, National Alliance for Model State Drug Laws; Howard Heit, M.D.; Jeff Jay, President, Terry McGovern Foundation.

David Joranson, Pain Research Group, University of Wisconsin; David Mee-Lee, M.D.; David Smith, M.D.; Myron Weiner, M.D.; Bonnie Wilford, Medical Education Consultant; Steffie Woolhandler, M.D.; Bob Pack, Troy and Alana Pack Foundation; James Giglio, Director, New York Bureau of Narcotic Enforcement; Mark Parrino, American Association for the Treatment of Opioid Dependence, Paul Bowman, National Alliance of Methadone Advocates.

最後に，ジャック・クスラー，スザン・アダムス，そしてベティ・ライトに，この本を書くにあたって継続して支えてくれたことに感謝します。

はじめに

私自身の話

　弟のランディの誕生日プレゼントを包んでキッチンテーブルの上に置きました。仕事に行くところだったのですが，私はふと，ランディをどのレストランに連れて行こうかと考えました。もうすぐ夕方になり，お祝いの集まりをする時間でした。ランディが大学でビジネスを専攻して卒業しただけでなく，今日は，彼の35歳の誕生日でもあったのです。誕生祝いのディナーは，絶対必要だったのです。しかし，昼ごろ，私は職場で電話を受けたのでした。それは，近くのメソジスト病院の看護師からでした。

　「あなたは，ランディさんのお兄さんですか？」と自分が誰かを言ってからその看護師は話を始めました。

　「は，そうですが」と私は言いましたが，私の頭は急に回転し始めました。何が起きたのか，気になり始めました。

　「弟さんが救急隊で運ばれてきています。重体です」

　その看護師は，それ以上詳しいことは話そうとしませんでした。ただ，すぐに病院に来るようにと言いました。私は，恐れながら車に飛び乗り病院にスピードを上げて向かいました。

　「神様，どうかお願いですから弟が死んでしまうようなことがないように」と，私は病院に向かって全速力で走る車の中で声を出して祈りました。数分して，私は救急室にいました。大慌てで，一つひとつのベッドを見てランディを探しましたが，どこを探しても彼を見つけることができませんでした。そのとき看護師が近寄ってきて，「あなたは，ランディのお兄さんですか？」と私に聞きました。

「はい，そうですが」

「ホールのほうに来てください」とその看護師は言いました。

私の気持ちは，すごく落ち込んでいました。その瞬間，私は最悪なことが起きたのだと気づきました。

彼女の返事は聞きたくはありませんでしたが，「弟は，死んだのですか？」と尋ねました。

その看護師は，視線を落としてうなずきました。ランディは，死んだのでした。私の弟の死，たった一人の弟の死は，私の人生における最も大きな喪失でした。しかし，ぜひ話しておきたいことがあります。彼がそんな若い年齢で死んでしまったことが，私にとってはそれほど大きなショックではなかったことです。何年もの間，ランディは処方薬依存で苦しんでいて，それは彼がまだ 20 歳のころでしたが，不安感を治療するために行った精神科医に処方されたトランキライザーを服用することから始まったのでした。その薬は，彼の気分をとてもよくしたために，もっともっとと使うようになっていったのです。長年にわたって，彼はいわゆるドクターショッピングをして，*Valium, Xanax, Percodan, Percocet,* そしてそのほかの痛み止めなどを手に入れる方法がとても上手になりました。実に多くの医師を訪ねては，背中の痛みのふりをして何とかしてほしい，と訴えたのです。彼はまた，週末に病院の救急室にうまく入り込むことができました。なぜなら，週末の病院はめまぐるしく動き回っていて，誰にも気づかれずに簡単に入り込めたからでした。そこで彼はひどい歯痛を訴えたり，自分の歯科の主治医が月曜日まで診療ができないので，などと説明して鎮痛剤を処方してもらうように頼むのでした。

両親と私は，彼がこうした行動をしていれば，いずれその代価は情緒的にも身体的にも彼が引き受けることになることをずっと心配していました。両親にとっても私にとっても，援助を求めようともせず，こうしたアディクション（依存症）を長い間引きずっているのをただ見守って

いるのは，とてもつらいものでした。薬を飲んで酔っ払ってしまい，休日は何日もつぶしてしまい，クリスマスディナーさえも台無しにしてしまいました。私たちは何度もランディに治療を受けるように懇願しました。治療費も払うから，とも言いました。しかし，彼は自分には問題はない，というのでした。自分の問題を認めようとはしなかったのです。彼には，薬物の問題があるのだという，どのような言い方をしてみても彼を怒らせるだけでした。

　それでも，長年にわたり，時々は薬を服用しないでいたように見えました。頭ははっきりしていて，薬を乱用しているような兆候が見えませんでした。大学にも通っていたようです。そのように彼が前向きで健康に見えるときには，私たちは彼が薬物問題を何とか解決したのかと考えました。実際，彼が亡くなる直前，ほぼ1年近く薬を使っていませんでした。私たちは，そうした明確なサインから，アディクションは，もはや彼の過去の問題，とまで考えたのでした。しかしながら，あとで彼の人生の部分部分をつなぎ合わせてみると，彼は処方薬とアルコールを一緒に乱用するという，とても危険な同時使用（コンビネーション）をしていて，それが彼の死に関係していたと知りました。解剖をしてわかったことは，彼はオーバードーズ（過剰摂取）で亡くなったのではなく，心拍停止に陥って亡くなったのでした。彼は友人の家にいて，昼寝をしていて亡くなったのです。薬物を乱用していた年月が彼の心臓に悪影響を及ぼし心拍停止に至ったのです。

　私の弟の長い戦い，私たち家族の苦悶の戦い，処方薬依存症との戦いは終わりました。悲しいことに，私たちは大切な人を失いました。ランディは，1988年10月19日に亡くなったのでした。彼の35歳の誕生日に。

思い出を心にしまう

　弟が死んでから数年，喪失の急激な痛みからは癒されましたが，しか

し，喪失感はとても深く感じられます。彼がまだ薬物の影響下にないとき，彼は優しい人間で，若い人たちの面倒をよくみていました。私は彼を思い出しては惜しんでいます。私たちは，お互いに電話をして，子ども時代の可笑しかったことを話しては笑っていたものでした。そうした電話も懐かしいものです。そして，もし今彼がまだ生きていたら，彼は頭のいい弟だったので，どのような専門的なことをしていただろう，と考えるのでした。そしてまた，二人でコーヒーを飲みながら，政治の話，テクノロジーによる広い世界の話，そしてまたインターネットのことや仕事のさまざまな分野のことなど，どんなおしゃべりをしていたのだろうと考えるのでした。

　今は思い出だけが残されていますが，私は彼の生前，短い間でしたが共に過ごせたことに特に感謝しています。深刻なものではありませんでしたが手術を受けた私を，ランディは病院から自宅へ来るまで送り届けてくれました。彼は私が食べる速さに合わせてくれたり，昼寝している間，側に寄り添ってくれたりしました。彼は介護者であることを楽しんでいるように見えました。私は彼と楽しく過ごすのに一役買えたのです。「兄弟がいるって，いいことだね」と私は言いました。彼は微笑みながら私の肩を軽くたたくのでした。私がずっと大切にする記憶なのです。

　ランディは，正当な理由があって処方薬を使い始め，それが処方薬依存症に進行する数百万人の一人でした。今日では，処方薬の乱用は，アメリカの最も深刻な薬物問題の一つです。そしてこの問題の結末は，死を迎える，ということです。この膨れ上がっている問題は，あらゆる地位や階層の人たちに被害者を出しています。

ロッド・コルビン

目　次

推薦のことば　iii

本書をお読みになる方へ　iv

謝辞　vi

はじめに　viii

第Ⅰ部
アディクションに対処する

第1章　アディクションを理解する　3

第2章　回復者の物語　23

第3章　アディクションの治療　60

第4章　アディクションの治療をしている医師の回復に関する考え方　80

第5章　家族へのサポート　100

第6章　痛みのマネジメントとアディクション　122

第7章　処方薬の誤用や依存の危険性の高い高齢者　131

第Ⅱ部
不正に入手される処方薬

第8章　医師の手から流出する処方薬　142

第9章　薬局から流出する処方薬　147

第Ⅲ部
薬物乱用を抑制する努力

第 10 章　処方薬モニタリング・プログラム　160
第 11 章　警察・司法関係者の努力　169

おわりに　178

付録 A　規制薬物の分類　180
付録 B　65 歳以上の患者には処方すべきでない医薬品　184

監訳者あとがき　191
索　引　195
著者について　199
監訳者・訳者について　200

薬の表記について

本書において，アメリカで販売されている薬の商品名はイタリック体で（例：*Xanax*），日本で販売されている薬の商品名には商標マークを付けて（例：ソラナックス®）示しました。また，第１章，付録Ａ・Ｂの薬剤紹介箇所ではアメリカ・日本の区別を明確にするためそれぞれ薬名を英語・日本語（カナ）表記としましたが，他は文章の読みやすさを重視し，一般名，商品名ともにカナ表記としています。

第 I 部

アディクションに対処する

この世界には，問題で苦しんでいる人たちがたくさんいるが，
しかしまた，問題を克服している人たちもたくさんいる。
　　　　　　　　　——ヘレン・ケラー（1880 〜 1968）

第1章

アディクションを理解する

　今，この瞬間にも，どこかである人の妻が「偽造したトランキライザーの処方箋によって夫が逮捕された」という電話を警察から受けて苦しんでいます。あるいはまた別の地域では，母親が成人した自分の娘が痛み止めを服用して酩酊していて他の家族の集まりを混乱に陥れているために涙を流しているかもしれません。中西部の小さな町では，ある家族が，まだ10代の息子さんがパーティで抗不安薬を過剰摂取（オーバードーズ）したうえに飲酒をして亡くなったために，悲しみに沈んでいます。こうしたシナリオ，出来事は，繰り返されています。アメリカ人の間では，処方薬を乱用してアディクションになっている人がたくさんいるのです。

　実際，あなたの知り合いに処方薬を乱用している人がたくさんいる可能性があります。それは，あなたの配偶者かもしれませんし，親戚かも友人かも，あるいはちょっとした知り合いかもしれません。もしかしたら，あなた自身かもしれません。

アディクションの定義

　アディクションとは，「薬物に対する持続的な渇望と，薬物による心理的な効果，あるいは気分を変容するために使う必要があることを特徴とする強迫的な使用のパターン」です。多くの薬物乱用者が気分を

4 　第Ⅰ部　アディクションに対処する

普通にするために使用していることを知っています。薬を使用している人たちは，薬物探索行動を示し，しばしば薬を使うことと好みの薬物を手に入れることに捕われています。そうした薬物は，合法的な，あるいは違法なルートで入手されています。

アメリカ依存症医学協会（The American Society of Addiction Medicine）は，アディクションを「身体的，心理的，社会的に有害であるにもかかわらず精神活性のある特定な物質を継続的に使い続けることによって特徴づけられる病のプロセス」と考えています。アディクションは，進行性で慢性的な病であり，時間の経過とともに増悪します。アディクションは，診断されうる病であり，治療が可能でもありますが，もし治療をしなければ，最終的には死に至ります。

アディクションは，どのように脳に影響を及ぼすのか

アディクションは，かつては意志が弱いのが原因であり，本気で止めたいと思いさえすれば，いつでも止められるもの，と考えられていました。しかし，リサーチにより，そうではないことが示されています。実際に，長期に依存性薬物を使用すると，脳の神経回路が事実上再編成されるようになります。

薬物が脳内に侵入すると，受容体（レセプター）部位を通って吸収されます。依存性薬物は，快感を生み出すことに関連しているドーパミンとして知られている体の自然な化学物質の働きを強化することで脳に作用すると信じられています。体がそうした物質を体外のものから取り入れると，脳は，外からやってくるものに頼ってしまうようになり，脳自身では作り出すことをやめてしまうのです。脳が薬物の存在に適応するにつれ，薬物を使用している人は耐性を上昇させ，はじめに感じていた快感を得るためには薬物の使用量を増量し続けなければならなくなるのです。しかしながら，多くの薬物依存症の回復者は，はじめのころの高

揚感や満足感はめったに得られなくなる，と言っています。

　さらに，薬物の使用が突然休止されると，離脱症状［監訳者注：退薬症状群，一般的には，禁断症状などと言っている］が出現するきっかけとなります。離脱症状は，アディクションになってからの期間の長さやどの程度の期間薬物を使用していたかなどによりさまざまですが，鎮痛剤による一般的な離脱症状は，不安，いらいら，ほてりと交互に悪寒，異常なよだれ，吐き気，腹部の痛みやけいれん，あるいは，死に至る場合もあります。離脱症状に陥ると，不快な気分から抜け出たいがためにさらに強力な依存性薬物がほしくなります。当然，薬物摂取をやめることは困難になります。

　この，薬物の使用をやめられなくなることが，アディクションの大きな特徴なのです。依存症者は，頭ではアディクションの破壊的な結末を理解はしているのですが，脳の構造的な変化が，行動に影響を及ぼす情緒とモティベーションに影響を及ぼしているために，薬物使用をやめることができないのです。

　もう一つのアディクションの一般的な特徴は，「否認」ということです。これが，薬物依存症者が薬物使用をやめることを一層難しくしているのです。否認は，自分には薬物問題は全くない，という依存症者の信念に関連します。この，自己防衛的なメカニズムは，アディクションの主たる回路が存在する脳の潜在意識によって支配されています。否認は，依存症者が薬物の問題と，使用に影響を与えるかもしれない根底にある情緒的な問題の両方を認めないようにしてしまいます。通常，薬物の使用期間が長ければ長いほど，否認は強くなるものです。

薬物乱用

　薬物乱用とは，通常特定の文化の中で認められた医学的な使用，または社会的なパターンから逸脱した方法で薬物を自己投与することを指し

6   第Ⅰ部　アディクションに対処する

薬物乱用

　薬物乱用に関しては，いくつかの段階があります。薬物乱用は，薬物を服用することで何らかの治療的な効果を得たいと望んでいる人たちにより意図せずに不適切に使用されることで起きる場合もあります。また，乱用には使用する薬を服用するのをやめた人から他の人の手にその薬が渡る場合や，家族や友人と薬を交換して人手に渡る場合など，さまざまな場合があります。

　処方薬の乱用による死や入院に至るのは毎年数千件に及んでいます。そしてその経済的コストは，数十億ドルにもなります。

　もう一つの鎮痛剤や鎮静剤の致命的な乱用は，アルコールとともに使用することです。飲酒する人には，アルコールの鎮静作用に対する耐性が構築されていたとしても，アルコールの呼吸器系の抑制作用に対する耐性は構築されてはいないはずです。アルコールと精神安定剤や鎮静剤とを同時に使用することは，心肺機能を低下させ，死に至らしめることになります。

ます。この言葉は，社会的不承認，という概念を含んでおり，ジェローム・ヤフェの *The Pharmacological Basis of Therapeutics* によれば，必ずしも薬物使用の特定なパターンやその潜在的な有害な結果を説明するものではありません。薬物を乱用する人は，その薬物を処方した人が意図した目的ではなく，気晴らしに使用しています。あるいは処方した人の指示よりも，もっとしばしば使用します。乱用には，アディクションが伴う場合も伴わない場合もあります。

　処方されたすべての規制されている化学物質の28％が乱用されていると推定されています。その推定値は，毎年乱用目的のために数千万の薬物が迂回，転用されていることになります。**転用する**，ということは，合法的な使用から，不正な経路へ薬物が転用されているということです。さまざまな薬物が偽の処方箋や友人からの入手，あるいは路上で買

うなど，いくつもの供給源から入手されています。

どのくらいのアメリカ人が処方薬を乱用しているのか？

　推測は可能でも，いったい何人のアメリカ人が処方薬を乱用しているのかを正確に言うのは難しいものです。2007年の統計によると，12歳以上のアメリカ人の1,700万人近くが，鎮痛剤，鎮静剤，精神安定剤，あるいは興奮剤を医療目的でなく使用したと報告されています。事実，多くの人たちが処方薬を乱用していて，それはコカインや幻覚剤，吸入薬，ヘロインなどを使った人たち全体よりも多いと言われています。全体的にみると，アメリカ人の56％以上が違法薬物よりも処方薬を乱用していることになります。

ティーンの薬物乱用が増えている

　ティーンエイジャーの間での処方薬乱用は1992年の3倍に増えています。今日では，すべてのティーンの19％が治療目的でなく鎮痛剤を使用しています。大学生の間での処方薬乱用は，20％と推定されています。

　コロンビア大学にある国立アディクションと薬物乱用センター（The National Center on Addiction and Substance Abuse at Columbia University：CASA）によると，12歳から17歳の子どもたちの半数以上が高いストレスと退屈，多額な支出，あるいはそうしたことの組み合わせにより薬物乱用のリスクがある，と報告しています。残念なことに，多くのティーンは，鎮痛剤のような処方薬は，違法なストリート・ドラッグ［監訳者注：街角で手に入る違法薬物］よりも安全だと信じているのです。そして薬物と関連付けて，アディクションのリスクを認識していないのです。ティーンの多くは家にある薬箱や友人から薬を手に入れています。

8　第Ⅰ部　アディクションに対処する

ティーンの薬物乱用に関する統計

- ティーンの 5 人に 1 人（19%）が気分を高揚させるために処方薬を使ったことがある。
- ティーンの 4 人に 1 人が気分を高めるために薬を使っている友人をもつ。
- ティーンの 3 人に 1 人がレクリエーション目的で薬を勧められている。
- 毎日，2,700 人のティーンが気分を高めるために薬を初めて使っている。

救急治療室を使用する人が増えている

　処方薬を乱用して救急治療室にやってくる人たちも増えています。2005 年には，薬物とアルコールの乱用で病院の救急治療室に運ばれた人は 150 万人近くになっています。この統計数字の大きさをもっとリアルにするために，こう想像してみましょう。フィラデルフィア市のすべての男性，女性，そして子どもが，薬物乱用のために病院の救急治療室に行ったと！！

オーバードーズ（過剰服用）が増えている

　アメリカでは，オーバードーズによる致命的な急性薬物中毒が劇的に増えています。公式な発表では，ヘロインのような違法薬物の使用によって死に至るよりも処方薬によって死に至る場合がほとんどだと言われています。疾病対策センター（Center for Disease Control：CDC）によれば，統計が入手できるもっとも最近の 2005 年には 33,000 人以上のアメリカ人がオーバードーズで死亡しています。この数字は，事故死の第 2 位が薬物のオーバードーズであるということです（交通事故死が事故死の第 1 位です）。

　1990 年に，薬物のオーバードーズで 10,000 人が死亡し，1999 年に

は，それが 20,000 人になっていると CDC は報告しています。また，2000 年から 2005 年の間に薬物に関連した死者は 60％増加しているとも言っています。合衆国政府は，こうした乱用によるコストはおよそ 5,000万ドルと推定し，これはアメリカ人一人当たりおよそ 1,650 ドルに当たると言っています。

アメリカ合衆国における依存症者の割合

アメリカ人のおよそ 10％から 16％が人生のある時点で化学物質依存である，と一般的には信じられています。この割合には，アルコールや処方薬，違法薬物などのすべての依存性物質が含まれていますが，たばこは含まれていません。回復者の多くが，入手可能な場合にはしばしばアルコールと処方薬を併用していたと言っています。シカゴ州立大学の1998 年のレポートによれば，広範囲の物質乱用者の間では，多剤使用は一般的なパターンであるといわれています。

アディクションの兆候

ある人の処方薬依存を家族や友人が認識するのはとても難しいことです。一般的な認識に反して，アディクションの問題を抱えるためには，毎日薬物を乱用する必要はありません。薬物乱用のパターンは，習慣的である場合も時々の場合もあります。乱用は，ふつう乱用者と薬物の入っているビンとの間のきわめて秘密の出来事（内緒ごと）なのです。そして薬物を使っている人は，路上に出回っている違法薬物のような暗い影を落とす世界を連想させる社会的スティグマ（烙印）の対象とはならないのです。それにもかかわらず，以下に示すものはアディクションの兆候です。

- 不安からの解放感を感ずる
- 気分の変化——幸福感からけんか腰に

10　第Ⅰ部　アディクションに対処する

- 偽りの自己信頼感
- 幻覚を含めた，光景や音に対する過敏性
- 早口で，不明瞭な話し方と運動能力の低下
- 清潔さと見かけがひどくなる
- 12 時間から 14 時間寝ていたり，あるいは数時間も熱狂的に活動したりするような，活動の仕方の変化
- かつては楽しんでいた活動に対する興味の喪失
- 退薬時に不快で苦痛を伴う症状が出現する
- 薬物がなくなってしまうことに対するとらわれ感

アディクションのリスクの高い人は？

　アディクションに陥るリスクの高い人は誰か，ということについて，医学的には，アディクションを持つ人がいる家系の場合には，3 倍アディクションのリスクが高いとしています［監訳者注：アメリカのアディクション臨床の場では，両親ともアディクションでない場合と，両親の一人がアディクションの場合とを比べると，子どもがアディクションになる確率は 4 倍高くなり，両親ともアディクションだと 8 倍から 9 倍高くなるとも言われている］。しかし，アディクションの家族歴に加えて他のリスク要因もあります。

　アディクションのリスクは，女性と高齢者，そして前述したようにティーンエイジャーに最も高いものです。女性は，男性の 2 倍から 3 倍の確率で鎮静剤のような薬を処方されているようです。そしてまたおよそ男性の 2 倍アディクションになるようです。このことは，おそらく女性は情緒的な問題に関して医学的な関与を求めているという事実に大きく起因しています。高齢者は，他の人たちよりも多く薬物を摂取しますが，薬物を分解して排泄する吸収能力が衰えているためにアディクションになる可能性が増加します［監訳者注：その分，長時間薬物の影響が体

薬物の医学的な使用と非医学的使用の違い

	医学的な使用	非医学的な使用
目的	診断された病気の治療のため	気分を変えるため
効果	服薬した人の人生をよりよくする	使った人の人生を悪化させる
パターン	定まった量を安定して使用	無秩序に大量に
法的側面	合法	違法（大人のアルコールやたばこは除く）
コントロール	医師とともに	自分で決める

出典："Benzodiazepines, Addiction and Public Policy", by Robert L. DuPont, MD., *New Jersey Medicine*, 90(1993): 824-826, Reprinted by permission.

内に残存する]。そしてまた，ティーンエイジャーの処方薬乱用は急増し，多くのティーンをアディクションへと陥れました。アディクションのリスクの高い他のグループは，医療領域の専門家，アルコール依存症者，そして喫煙者です。

　アディクションのリスクの高い他の要因は：
- 痛み止めを必要とする医学的な状態
- 家族における悲劇や誰かの死による大きなストレス
- 離婚
- 過度の飲酒
- 疲労や働き過ぎ
- 貧困
- うつ
- 何らかのアディクション
- 自己否定感
- 肥満

12　第Ⅰ部　アディクションに対処する

　誰でも依存性薬物を使用していれば，アディクションに至る危険性は
あるのでしょうか。答えは，「ノー」です。20年前には，精神に影響を
及ぼす薬物を使っている人なら誰でもアディクションになる可能性が
あると広く信じられていましたが，しかし処方薬乱用防止協会の常務
理事（Executive Director of the Alliance for Prescription Drug Abuse
Prevention）をしているボニー・ウイルフォードによれば，その考え方
は変わりました。「私たちの考え方の変化は，アディクションに関する
知識が増えた結果です。たとえば，10人のうち7人がトランキライザー
を使用していてもたぶんアディクションにまでは発展していません。し
かし，以前からアルコール依存症的な傾向，アディクション的な障害を
持っている人ならアディクションに発展するでしょう。難しいのは，私
たちは，どの人がそうなのかを必ずしもわかっているわけではないとい
うことです」。

意識していない依存症者

　処方薬依存症になる多くの人たちは皆，自分の問題を意識していない
依存症者です。そして彼らは，薬物乱用や何らかのアディクションの前
歴を持っていません。彼らは処方薬を身体的，あるいは情緒的な薬を使
用するのに正当な問題を持っていたがために使い始めたのです。たとえ
ば，背痛のための鎮痛剤や，不安のための鎮静剤であったのです。それ
から，ある時点になり，使用量を自分で増やし始めたのです。なぜな
ら，薬物が彼らの気分を良くし身体的，情緒的な苦しみから解放してく
れるからなのです。薬物の性質から，望んだ効果を得るために使用量を
増やし続ける必要があったのです。徐々に，乱用が進行して悪化しア
ディクションとなったのです。

どの薬物が乱用されているか

　薬物乱用警戒ネットワーク（The Drug Abuse Warning Network）によれば，アメリカ合衆国で乱用されている薬物の中で，処方薬が最も乱用されている薬物です。そして処方薬は，ヘロインやコカインよりも多く乱用されています。マリファナの使用だけが処方薬よりも一般的に使用されています。

　処方薬のリストの中で最も乱用されているのはベンゾジアゼピン［監訳者注：精神安定剤に用いられる化合物］と鎮痛剤です。薬物乱用警戒ネットワーク（The Drug Abuse Warning Network）は，全国の病院の救急室を訪問して集めた情報を基にして，そうした薬物のランキングを入手しています。患者は，エピソード［監訳者注：症状の出現］が薬物乱用であると認められるためには，薬物をレクリエーションや依存のために使用していたことを知らせなければなりません。

よく乱用される処方薬

オピオイド

　オピオイドは，鎮痛剤としてよく知られているもので，がんや術後の急性の痛みや慢性的な痛みを緩和するために典型的に処方されるもので，**オピエート**（麻酔薬，鎮痛剤）としても知られている薬物に属します。これらの薬物は，**麻薬系鎮痛剤**や鎮痛剤と呼ばれます。急性な痛みには，オピオイドは30日以内の短期間使用されるのが普通です。またオピオイドは，経口や注射で使用されます。

　こうした薬物は，痛みのコントロールのために医療的に使用されるのですが，オピオイドは，非常に乱用される可能性のある薬物です。痛みのメッセージが脳に達するのをブロックすることに加えて，オピオイド

14　第Ⅰ部　アディクションに対処する

は，高揚感や快感を生み出すのです。この感覚は，痛みを伴う感情から
の解放を求める人たちに非常に求められるものです。オピオイドを慢性
的に使用していると，耐性と依存性の両方を作ります。

　一般的なオピオイドを含む薬には，以下のものがあります。

- *Darvocet-N*
- *Demerol*
- *Lorcet*
- *Nethadone*（メサペイン®）
- *OxyContin*（オキシコンチン®）
- *Percodan*
- *Roxiprin*
- *Tylenol with Codeine*

- *Darvon*
- *Dilaudid*
- *Lortab*
- *Morphine*（モルヒネ®）
- *Percocet*
- *Roxicet*
- *Tussionex*
- *Vicodin*

　国立薬物乱用研究所（National Institute on Drug Abuse）によれば，
アメリカにおけるオピオイドの処方は，1991年の4千万件近くから
2007年の1億8千万件へとエスカレートしています。人口が19％増加
しているのに対して350％の増加になるのです。

オピオイドの離脱症状

　オピオイドの使用を突然止めると，離脱症状（退薬症状）が出現しま
す。初期の離脱症状は，普通最後に使用してから数時間以内に出現し，
渇望（クレイビング），鼻水，過剰な汗，不眠，激しい欠伸などがあり
ます。長期間にわたりオピオイドに依存していた人は，悪寒，発熱，筋
肉の痙攣，あるいは腹痛などの深刻な離脱症状に進行する場合がありま
す。

　離脱症状を管理するためには，医学的な関与のもとでオピオイドの使
用をやめることが最も優れた方法です。医療の手を借りた離脱症状への
対処は，より安全であるばかりか，薬物の使用をやめるための機会を増

第1章 アディクションを理解する 15

アメリカで最も乱用されている処方薬

1. アルプラゾラム（*Xanax*）（ソラナックス®，コンスタン®）
2. Hydrocodone（*Lorcet, Lortab, Vicodin*）（本邦未承認：麻薬性鎮痛薬）
3. 不特定のベンゾジアゼピン
4. オキシコドン（*OxyContin, Percocet, Percodan, Tylox*）（オキシコンチン®）
5. メサドン（メサペイン®）
6. クロナゼパム（*Klonopin*）（リボトリール®，ランドセン®）
7. Propoxyphene（*Darvocet-N, Darvon*）（本邦未承認：麻薬性鎮痛薬）
8. Amphetamine（*Dexedrine*）（覚せい剤）
9. ロラゼパム（*Ativan*）（ワイパックス®）
10. Carisoprodol（*Soma*）（本邦未承認：筋弛緩薬）
11. ジアゼパム（*Valium*）（セルシン®，ホリゾン®）
12. メタンフェタミン（*Desoxyn, speed*）（ヒロポン®：覚せい剤）
13. トラゾドン（*Desyrel*）（レスリン®，デジレル®）

出典：*Drug Abuse Warning Network Emergency Room Date*. Based on drugs mentioned during emergency room visits in 2005.

すことにつながります。

興奮剤（覚せい剤）

興奮剤は，中枢神経系を刺激して，精神的な覚醒を高め，疲労感を軽くし，幸福感を生み出す作用のある薬物です。この薬物は，注意欠陥障害や注意欠陥多動性障害（ADHD）や，夜間充分に寝ているにもかかわらず日中の過剰な睡眠が特徴である睡眠発作（過眠症）に処方されることが多いです。

一般的な興奮剤としては，次のものがあります。

16   第 I 部　アディクションに対処する

- *Adderall*（アンフェタミン：覚せい剤）
- *Concerta*（コンサータ®）
- *Cylert*（ベタナミン®）
- *Dexedrine*（アンフェタミン：覚せい剤）
- *Ritalin*（リタリン®）

　興味深いことに，上述した薬物は，大人の中枢神経を刺激しますが，子どもたちには鎮静させる効果があります。その結果，これらの薬物は，しばしば ADHD と診断された子どもに処方されます。これらの薬物は，他の過活動神経を鎮める刺激神経によって子どもたちを鎮静させる効果がもたらされるのです。

　成人の場合，*Adipex-P, Bontril, Didrex, Ionamin, Meridia, Prelu-2, Pro-Fast,* そして *Tenuate* などが食欲を抑えるために使用されます。

　Dexedrine や *Ritalin* のような興奮剤は，自然な脳内物質であるノルエピネフリンとドーパミンの量を増加させます。これらの脳内の化学物質が上昇すると，心拍数が上昇し，血圧も上昇，快感が増し，全体的な感覚が高められ，エネルギーと幸福感が高まります。こうした体の外部からの化学物質を取り入れることに慣れると，体はさらにそうした化学物質を渇望するようになります。

　興奮剤を多量に使用している人は誰でも，不規則な心拍や高血圧のリスクがあります。多量に使用することはまた，敵意と妄想症を引き起こす可能性もあります。

興奮剤の離脱症状
　興奮剤の離脱症状には，抑うつ状態，疲労感，日常生活での興味や喜びの喪失，不眠，食欲の減退，希死念慮や自殺の企図，そして偏執妄想などがあります。

第1章　アディクションを理解する　17

鎮静剤

鎮静剤は，中枢神経システムを抑制し，しばしば不安やパニック障害，不眠の治療に使われる薬物です。また，発作障害（発作性疾患）の治療にも使われることがあります。これらの薬物は，脳内の化学物質と相互作用するので，脳活動の低下を引き起こし，鎮静作用をもたらします。

ベンゾジアゼピンは，しばしば「ベンゾ」と呼ばれますが，最も一般的に処方される鎮静剤です。中間に使用するためにしばしば処方される薬物には，次のようなものがあります。

- *Ativan*（本邦未承認：ロラゼパム注）
- *Librium*（リブリウム®）
- *Serax*　　　　　　• *Tranxene*
- *Valium*　　　　　 • *Xanax*（ソラナックス®，コンスタン®）

夜間の不眠のために使用されるベンゾジアゼピンには：
- *Doral*（ドラール®）
- *Halcion*（ハルシオン®）
- *ProSom*（レンドルミン®）
- *Restoril*（本邦未承認：テマゼパム）

発作障害（発作性疾患）のために使用されるベンゾジアゼピンには：
- *Ativan*（本邦未承認：ロラゼパム注）
- *Klonopin*（リボトリール®，ランドセン®）
- *Tranxene*　　　　• *Valium*

ベンゾジアゼピンの乱用

ベンゾジアゼピンは，アメリカで最も乱用されている処方薬です。このベンゾジアゼピンは，1960年に不安のコントロールのために初めてアメリカ医学界に紹介されました。今日では，1年間にベンゾジアゼピ

18　第Ⅰ部　アディクションに対処する

ンを使用している人は10％から20％にわたると推定されています。薬物乱用警戒ネットワーク（The Drug Abuse Warning Network）によれば，ベンゾジアゼピンを使用しての死亡は，アルコールを同時に使用していることが原因とされています。

短期間の使用と長期間の使用

医学界では，薬物耐性がしばしば急激に作られ，急に使用をやめると離脱症状が出現することが明確にされて以来，長期にわたる使用についての安全性に関して論争が続いています。短期間の使用とは，2～3週間かそれ以内と考えられています。長期にわたる使用とは，数ヶ月かそれ以上を指しています。論争は，アメリカ精神医学協会（American Psychiatric Association）に「ベンゾジアゼピンの医学的な使用が身体的依存を発生させる可能性がある」という声明を出すことを促しました。治療の継続期間がアディクションの発症を決定します。臨床的に重大なアディクションは，こうした薬物を毎日使用していても4ヶ月よりも前に現れることはありません。アディクションは，より多くの量を，抗不安剤として毎日使用すると早く発症します。

ベンゾジアゼピンの離脱症状

ベンゾジアゼピンやそのほかの鎮静剤による離脱症状には，不眠，不安，抑うつ症状，高揚感，支離滅裂な思考，敵意，大げさ，見当識障害，体感／聴覚／視覚の幻覚症状，そして希死念慮などがあります。症状が進行すると，腹部の痙攣，筋肉の痙攣，悪心，嘔吐，震戦，発汗，発作などが出現するようになります。

数週間かそれ以上にわたり長期にベンゾジアゼピンを使用した人なら，突然使用をやめるべきではありません。長期使用後には，せん妄や発熱，発作，昏睡，そして死に至るような医学的に管理されていない深刻な離脱症状が出現する場合があります。薬物の使用をやめたいと思っ

第1章　アディクションを理解する　19

医師がベンゾジアゼピンを長期処方する前に 自問すべきこと

1. 診断と治療に対する反応：患者には明確な診断があるか，そして患者は，ベンゾジアゼピンを使用することについて同意しているか。
2. 向精神薬の使用：患者のアルコールやその他の薬物の使用は，合法で賢明なものか。患者は，すべての違法薬物の使用を避けているか。ベンゾジアゼピンの使用量は，適切か。そのほかの処方薬の使用は，医学的に適切か。
3. 薬物毒性による行動：患者は，ろれつが回っているか，事故はどうか，あるいは，過剰に，不適切に処方薬や処方なしで手に入る向精神薬を使っているために引き起こされる問題を抱えていないか。
4. 家族によるモニター：家族は，患者がベンゾジアゼピンを使用することが賢明で有用であり，そして患者がアルコールを乱用したり違法薬物を乱用しないことを確認しているか。

　これらの質問に対して「いいえ」がある場合には，ベンゾジアゼピンの継続使用はしない必要があります。4つの質問すべてに「はい」があれば，医師と患者が一致すればベンゾジアゼピンの継続使用が認められるでしょう。
　同意の基準：この治療は，患者の最善の利益になることが明確か？

　　出典："Benzodiazepines, Addiction and Public Policy," by Robert L. DuPont, M.D., *New Jersey Medicine* 90(1993): 824-826. Reprinted by permission.

ている人は，医師に医学的な管理下においてもらうように依頼すべきです。そうすることで離脱症状は薬物の使用を漸減させて管理することができるはずです。
　離脱症状のもう一つの問題は，「症状の再燃」ということです。最初に処方された薬物によるオリジナルな症状，たとえば不眠や不安感な

20 第 I 部 アディクションに対処する

ど，が再燃されるのです。この再燃を，しばしば患者は不安の再発，と誤解をします。

アディクションとベンゾジアゼピンの歴史

ベンゾジアゼピンの使用をめぐる論争には，以前にアディクションの問題を持っていた患者の中にアディクションの問題が生じるということが挙げられます。「アルコールや薬物の使用を含み，化学物質のアディクションの履歴のある患者に対して，不安の治療にベンゾジアゼピン類の薬物を使用するのは，貧弱な選択である」と国立薬物乱用研究所の前ディレクターだったロバート・デュポン医師は言っています。「違法薬物を数ヶ月も数年以上も繰り返し使用してきた人や，飲酒を週に数回以上している人には，ベンゾジアゼピンの使用は慎重にしなければいけません」。

生理学的な依存とアディクション：その違い

薬物依存のすべてがアディクションということではありません。**生理学的な依存**は，医学的な疾患を治療するため，長期に薬物を使用するために体がそれに適応する結果であり，しばしばアディクションと混同されます。たとえば，患者が鎮痛剤を数週間服用していた場合，その薬物に対する耐性が形成されます。その薬物を使用していた彼，あるいは彼女は，身体依存になる可能性があります。そして，もし急激にその使用を中断すれば，離脱症状が出現するかもしれません。しかしながらこのタイプの依存は，アディクション**ではありません**。生理学的な依存を持っている患者は，医学的な管理と通常その薬の使用を漸減することで，薬物依存治療プログラムにつながらないでも使用をやめることが可能です。

アディクションと生理学的な依存との違い

アディクション
- 薬物使用のコントロール喪失
- 薬物使用によるさまざまな問題にもかかわらず使用を続ける
- 否認
- 再発
- 複雑で生物行動学的，生涯にわたる悪質な問題
- 化学物質に依存している人に限られる
- 化学物質依存の既往がなければ医学的な治療の合併症ではない
- 特別な化学物質依存の治療で最善の治療が可能

生理学的な依存
- 化学物質の存在に対する細胞の適応
- 急激な使用の中止に対する離脱症状
- 再発に関連していない
- 無害，一時的な問題
- ステロイド，抗うつ剤，抗てんかん薬，抗高血圧薬を含む医療に使用される多くの化学物質に共通する
- 使用量の漸減で最高の治療が可能

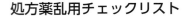

処方薬乱用チェックリスト

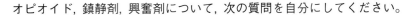

オピオイド，鎮静剤，興奮剤について，次の質問を自分にしてください。

- 3ヶ月以上毎日睡眠薬を使用したことがありますか？
- 人生をより受け入れやすくするために時々薬物を使用しますか？
- 薬物をやめようとして気弱になったり恐れたりしましたか？
- 薬物をやめようとして体が震えたり揺れたりしましたか？
- 医学的にはもう薬物を必要としていないのにその薬物を使用し続けますか？
- 薬物は，家族や友人よりも重要だと思いますか？
- 薬物と一緒にワインやビールなど酒類を飲みますか？
- 他の薬物の効果に対抗するために，別の薬物を使用しますか？
- 気分を良くしたり楽しむために薬物を使用しますか？
- 動揺したり寂しさを何とかするために薬物を使用しますか？
- あなたの主治医があなたの気分を変えるための処方箋を書いてくれると，幸せだと思いますか？
- 同じ処方箋をもらうために，何人かの医師を訪ねることがありますか？
- かつては少量だったのに，今は同じ効果を得るためにもっと多くの薬物を使用しますか？
- 薬物を使用しているときには，仕事で果たさなければならないことをきちんとするのが困難だと感じますか？
- 薬物はやめる，と自分に約束して，その約束を破りますか？

- もし，以上の質問に対して3つかそれ以上の「はい」があれば，薬物依存症になりつつあるでしょう。薬物依存を専門に扱うカウンセラーや医師に相談しましょう。

Reprinted with permission from the Women's Alcohol and Drug Education Project, Women's Actin Alliance, Inc.

第2章
回復者の物語

　何百万ものアメリカ人がアディクションから回復をしています。それでも，アディクションの罠にはまった状態にいると，回復は不可能だと深く信じている人たちと同じかもしれません。要するに，薬物なしでは，とうてい生きられない，と思っているに違いありません。他の人たちは回復できても，自分は回復できないと確信してしまっているのです。アディクションで苦しんでいる人たちの間では，こうした信念は極めて一般的です。しかし，それは真実ではありません。

　この章では，処方薬依存から回復している人たちの話を聞きます。登場する人たちの中の何人かは，彼らの生活をほとんど犠牲にしてしまうような深刻な体験をしています。ここに登場する物語を読めば，その主人公の多くが，自分では気づかないでアディクションになっていることにみなさんは気がつくはずです。彼らは，以前には薬物を乱用したことがありません。しかし，正当な理由から使い始めたのです。薬物が，彼らの情緒的な痛みを解放したとき，彼らは薬物を乱用し始め，そして次第にアディクションの渦の中に侵入し，巻き込まれていったのです。何人かの人が，治療的な薬物の使用がアディクションにエスカレートしていったことに気がつくのは遅かった，と言っています。

　彼らの声を注意深く聞いてください。彼らのメッセージは，はっきりしています。回復は，可能です。より良い，より豊かな生活は可能なのです。

ジョアン，42歳（ソフトウエア・スペシャリスト）

　私が 5 年に及ぶアディクションで使っていた薬物は，ハイドロコド
ン［監訳者注：Hydrocodone。ヒドロコロンともいう。コデインから合成さ
れる半合成オピオイド。鎮痛剤。鎮咳剤。バイコディン（Vicodin）の名で
有名］でした。使い始めたとき，私は大きなハイテクの会社で働いてい
ました。そしてまた，およそ 20 年にわたって，フィットネスのトレー
ナーでもありました。3 人の子どもがいましたが離婚していました。
マークという男性とデートをし始め，彼は郡の保安官代理をしていまし
た。彼が私にバイコディンを教えたのです。彼は事故による障害があ
り，そのため鎮痛剤が簡単に手に入るのでした。後で考えてみれば，彼
には薬物依存があったとわかります。しかしそれからというもの，私は
彼と一緒に夕方になると薬を使い始めたのでした。薬を使うことは，レ
クリエーションだと私は思っていました。ちょうどリラックスするため
にワインをグラスで一杯飲むようなものだと考えたのです。シングルマ
ザーになって，私の生活がそれまで以上にストレスが高まるにつれて，
私はますますバイコディンに頼るようになり始めました。時々，マーク
の薬が残り少なくなってしまうと，私は昔の膝の手術の後の痛みを訴え
て救急医療に行きました。私たち 2 人は，いつも薬を手に入れることが
できたのです。

　薬は私の感覚を鈍感にはしましたが，しかし多くのエネルギーを与え
てくれたのです。フルタイムで働けたし，子どもたちの世話もでき，家
じゅうをきれいにし，幸福感を与えてくれ，リラックスできたのです。
薬は私の心の中に暖かい感覚を与えてくれ，ストレスを感じないで済ん
だのです。薬が私に与えてくれる感覚が次第に好きになることを学んで
いたのです。そしてそれがかなり進行したアディクションであるという
自覚は，まったくありませんでした。

薬を使いすぎると，足元がふらついてしまい，話し方は，早口で不明瞭になりました。時には，立ったまま寝てしまうこともありました。そのころ，マークは整形外科に行き，筋弛緩剤の「ソマ（Soma）」をもらったのです。マークの主治医である外科医は，ソマとハイドロコドンを一緒に使うことに十分注意するように言いました。その2つの薬のカクテルは，非常に効果が大きいからでした。それにもかかわらず，私たち2人とも，それを試したいと強く願っていたのです。この2つの薬の組み合わせは，私たちに非常に大きな高揚感を与えてくれました。次第に私はバイコディンを2錠半とソマを3錠服用しました。そして2時間以内に，さらに服用したのです。なぜなら，薬の効き目が次第に弱まっていくからでした。

　私は自分のアディクションをほぼ隠して生活していました。しかし，私は働いていましたし本当に自分がおかしいと思うときもありました。周りの人たちは，時々私が具合が悪いと知っていました。そういうときには，私はよく眠れていなくてとてもストレスになっている，と話したのです。私は9kgほど痩せました。身長は180cmありましたが，体重は54.5kgほどに減りました。薬のせいで食欲がなかったのです。あるとき私は発作を起こしました。立ち上がれず，話すこともできなくなったのです。何度か救急医療を受け，入院したことも一度ありました。それでも仕事を失わなかったのは幸運でした。

　前にも述べたように，薬への依存は5年ほど続きました。そして1年半前，マークが過量服薬の事故で亡くなりました。まだ40歳でした。私たちは別れようとしていましたが，私はまだ彼に未練がありました。マークの死は本当にショックでした。この出来事で私は目が覚め，彼は薬のせいで死んだのだと思いました。そこで2週間ほど薬を減らしてみたのですが，離脱症状もひどく，マークを失って落ち込んでいた私は，その痛みを麻痺させたくなりました。そしてまた鎮痛剤を使い始めたのです。

26 第Ⅰ部 アディクションに対処する

　私はこの薬をやるという習慣のために，月に 1,200 ドルを費やしていました。家賃を支払うために両親からお金を借りていましたが，薬を買うお金があれば，そんなことは気に留めませんでした。父親のバイコディンを盗んだこともありました。父親には背中の痛みがあり，バイコディンを持っていたのです。私は自分がアディクションだと思いましたが，やめることはできませんでした。

　そして 1 年ほど前，薬を使い切りそうになりました。私はほとほと自分のついた嘘に疲れ切っていました。私には救急医療を受けて嘘をつくエネルギーはもうありませんでした。薬をやめることは不安でしたが，恥じらいと罪悪感もありました。また，私は子どもたちを危険にさらしていることもわかっていました。子どもたちは 7 歳，9 歳，12 歳でした。子どもたちを乗せて車を運転しているときにブラックアウト［監訳者注：記憶の欠落］を起こすことが何度かありました。あるとき，ブラックアウトを起こす前に車を道の脇に寄せることができました。私が帰ってくると，子どもたちは怖がって泣いていました。携帯電話から助けを求めようとしていたのです。

　こういうとき，私はひどい母親です。ずっと横になっていて，子どもたちと遊んでやることもできません。私は子どもたちのことを愛していたし，虐待などしたこともありませんでしたが，感情的には不在でした。私はまだ子どもたちのために何かしてやりたいと思っています。なぜなら，子どもたちの人生における重要な年月に，私は子どもたちのためにいてやれなかったからです。

　私はきっぱりと薬をやめました。急な断薬を専門家は勧めないかもしれません。離脱症状は酷いものでした。吐き気がして，寒気と下痢に襲われました。頭痛がして震えが止まりませんでした。それでも私は仕事に通い続けました。両手で頭を抱えてパソコンの前に座り，震えていただけでしたが。私は一刻一刻を生きていました。6 日ほど経つと，やっと少し気分が良くなりました。私は何度も姉に電話をしました。姉

は 20 年間，アルコール依存症から回復を続けています。彼女は素晴らしい支えとなってくれました。気分が回復すると，もう薬はいらないと思っている自分に気がつきました。もうあんな離脱症状はごめんだからです。

　私は NA（ナルコティクス・アノニマス）のミーティングへ行くようになりました。初めて行ったときは，ここにいる人たちと自分には何の共通点もないと感じました。仮釈放中の人もいました。運転免許が取り消しになった人もいました。ボロボロのひどい格好をした人もいました。それでも私は毎日，昼休みにミーティングに参加しました。私は助けを求めていたのです。人の話を聞けば聞くほど，自分はここにいる人たちと同じなのだとわかりました。見た目は違っても，心の中には同じストーリーを抱えていました。ここに来ていたある男性が，私の手を握って話を聴いてくれたことを思い出します。彼は毎日，私に電話をして，様子を気にかけてくれました。

　あるとき，別のサポートグループに参加したときのこと，セッションに入ると仕事で知り合った女性がいることに気がつきました。私は彼女のことを何もかも持っている人だとずっと思っていました。いつもきちんとした装いで，とても専門家らしい振る舞いをしていました。彼女は自分の人生を支配しているのだと思っていました。お互いに顔を合わせたとき，私たちは抱き合いました。次のミーティングのときに，彼女は自分のことを話してくれました。回復につながるまで，5 年間，コカインとヘロインをやっていたのです。

　今思うと，私は自尊心が低いために薬を使っていたのだと思います。思春期から，私は自分のことを肯定できずにいました。薬はその虚しさを埋めてくれたのです。しばらくの間は。

ターニングポイント：薬を切らしたときに，薬を手に入れるために嘘をついて人を欺くことを何年もやってきて自分が疲れ果てているのに気

づいたことが，私のターニングポイントでした。

　　アドバイス：サポートを得ましょう。一人で回復しようと思わないで
ください。NA のようなミーティングに出かけましょう。このような問
題を抱えているのは自分だけではないということを知ることで，ずいぶ
んと慰められました。ミーティングで自分のアディクションについて話
すことで，何年も抱えていた恥や罪悪感をなくしていくことができまし
た。このような恥の気持ちが，アディクションと私とを結びつけていた
のです。

ジェフ，31 歳（販売員）

　　私は高校生のときに気晴らしで薬を使いました。マリファナ，コカイ
ン，LSD などです。18 歳のときには初めて鎮痛剤を飲みました。しだ
いに依存するようになり，バイコディン，オキシコドンなどの処方薬を
飲み続けていました。私の生活は薬を中心に回っていました。ノーマル
な気分でいるために，1 日に 15 〜 20 錠の薬が必要でした。今現在，こ
の 1 年は回復しています。

　　なぜ私は薬を飲んでいたのでしょうか？　心が空っぽだったからだ
と，今は思っています。私は自分に全く満足していませんでした。薬は
痛みを麻痺させてくれました。高校では，私は全米の代表選手でした。
皆は私がたくさんのものを手にしていると思っていたでしょうが，私は
自分が十分だとは思えませんでした。

　　高校を出ると，私はお金を作るために薬を売りました。仕事を続ける
ことができなかったのです。私はこの薬をやるという習慣を続けるため
に，お金を盗み，人々をうまく操ろうとしました。友達，薬の売人，両
親，恋人からもお金を盗みました。22 歳のとき，ついに私は自分のこ
とを気にかけてくれている人との関わりを断ち，叔母と暮らすために東

部へ引っ越しました。そして，そこで薬をやめたのです。ひどい離脱症
状に襲われ，ほとんど2週間，家から出ることができませんでした。し
かし，少しづつ気分は回復していきました。薬なしでも生きることがで
きると考え始めたのは初めてのことでした。いくつかの AA ミーティ
ングに出かけました。

　私は2ヶ月ほど薬を使わずにいました。新年になり，古い友人たちが
遊びに来てくれました。彼らはバイコディンを持ってきていて，私はそ
れを使ってしまいました。しかし，そのころまでに私は仕事を見つけ，
管理職に昇進していて，この薬は私を傷つけることになるだろうと思い
ました。そのため，薬をやるのはやめたのです。しばらくの間は。

　1年後，私は別の管理職に就き，研修のために故郷に戻って来まし
た。この環境に戻るというのは，再び薬を始める極めて大きな引き金と
なりました。実家に足を踏み入れるとすぐに私は洗面所に行って薬棚を
調べました。そこにはパーコセット［監訳者注：*Percocet*, アセトアミノ
フェンとオキシコドンを主成分とする鎮痛解熱薬。ヘロイン使用者の4人中
3人までが以前にバイコディン・パーコセット・オキシコンチンなどの処方
鎮痛解熱薬の依存に陥ったと言われている］の瓶がありました。私は半分
ほど飲みました。薬の使用はどんどん酷くなっていきました。じきに私
はオキシコドンを吸引するようになり，再びアディクションも末期の状
態となりました。しかし，私はいわゆる"高機能依存症者"でした。仕
事に行き，普通にふるまっていたのです。私がオキシコドンに依存して
いるとは，誰も知らなかったでしょう。この間に，私は恋人と出会い，
結婚しました。薬物の問題があることをすぐに彼女に話しましたが，ア
ディクションのことには詳しくないようでした。彼女が私に問題がある
と気づくまでにはもう少し時間がかかりました。

　オキシコドンを使い続けるために，多額の費用がかかりました。買い
物をするたびに500ドルは使っていました。何年にもわたり，私はオキ
シコドンや他の薬物を買うために10万ドルは使いました。仕事を通じ

て，薬を売ってくれる人を紹介してくれる人たちと知り合うことができました。あるとき，私は妻の母親から薬を盗みました。義母は私がやったことだと気づきました。私は義母に謝りましたが，義母は泣き出してしまい，私はひどく落ち込みました。

また，薬の乱用のために仕事も失いました。私は別の仕事を探しましたが，そこでも薬を買うためのお金を盗みました。数年にわたって，2万5,000ドル以上は盗んだと思います。私は，ドアがノックされて警察官が私を逮捕しに来るのではないかと，毎日怯えていました。

私は薬をやめたかったのですが，どうしようもできませんでした。このころ，妻は息子を出産しました。私は良い父親になりたいと心から願いました。しかし，最終的には致命傷になるとわかっていながら，薬をやめることはできませんでした。一度ならず，オーバードーズ（過剰摂取）に近い状態になっていました。薬の影響で呼吸が浅くなった私を妻が起こそうとした夜も何度もありました。

妻との関係は難しいものになっていました。妻は私が薬を乱用することに腹を立てていました。あるとき，子どもが生まれる前に，私の父が新しいカーペットを買うために1,400ドルをくれました。私はそのお金を薬に使ってしまいました。何度も妻や両親は，私に治療を受けるように言いました。すぐに私は同意し，治療施設に行く手配をしました。出かける前に私は薬の売人たちに電話をして，これから治療施設に行くから，もう二度と私に薬を売らないで欲しいこと，もし私が電話をかけてしまっても取らないで欲しいことを伝えました。

私は治療施設に2週間いました。ここでの治療はあまり役に立ちませんでした。解毒を管理しながらたくさんのグループカウンセリングに参加しました。私はこれまでにしてきたさまざまなことに対して強い罪悪感と恥の気持ちを抱いていました。ここにいた2週間というもの，私はほとんど眠れませんでした。妻と幼い息子が面会に来たとき，私に会うためにはこんなところにまで来なければならないということにぞっとし

ました。2人が帰ると胸が痛みました。退院予定の2日前に，私はそこを出ました。

　自宅に戻るときに乗ったタクシーの運転手に，なぜ治療施設にいたのかと聞かれたのでわけを話しました。すると彼はしらふになって17年の依存症者であるという自分の話を語り始めました。こんな話を聞くことになるなんて，なんという皮肉なのでしょう。自分にはまだまだ助けが必要だということを思い出させられました。翌日，私はサポートグループに行きました。そこで挙手をして自分の話をしました。まだリハビリを始めたばかりで助けが必要なのだと言いました。その日にスポンサーがつきました。私は4年間ミーティングに通い続けました。NAが私の人生を救ってくれました。ここの人たちは皆，同じような問題を抱えています。そして同じゴールを目指しているのです。

　私はその後，2回ほど再発しました。生易しい体験ではありませんでした。私は日々，闘っていました。再発する前，私はミーティングで聞いたことを半分しか信じていませんでした。2回の再発の後は，このミーティングで皆が話すことに耳を傾けています。聞いた話を，自分には関係のないことだと言って却下するようなことはしません。今は薬をやめていますが，それは自分のやり方にこだわらなくなったからです。

　ターニングポイント：妻と両親が援助を求めるようにと突きつけたとき。もうこれ以上，彼らと議論をしたくなかっただけでした。私は深刻な問題を抱えていました。私は，2人の言うことは正しく，自分には援助が必要だと伝えました。もうこれ以上，薬を使いたくないと心から思っていました。私には家族がいて，良い親になりたいと思っていました。ミーティングに出始めたとき，私は大きなターニングポイントだと思いました。ミーティングが始まると話をして，感情をすべて吐き出すのです。回復とはなんとなくやってくるものではないのだと思いました。感情的な作業に取り組む必要があるのです。

32　第Ⅰ部　アディクションに対処する

　アドバイス：サポートグループにつながりましょう。今日一日，薬を
やめましょう。1ヶ月後どうするか，残りの人生をどうするかなど悩む
必要などないのです。

ゲイリー，40歳（ビジネスマン）

　振り返って考えてみれば，自分はアルコール依存症だと思いますが，
1999年までは飲み過ぎないようにコントロールできていました。私は会
社をいくつか持っていますが，仕事でたくさんのストレスを抱えており，
以前より飲むようになりました。また，結婚して幼い子どもが3人いま
した。ランニングもやっていて，厳しいトレーニングをしていました。
　私はジムで個人トレーナーと一緒に仕事を始めました。お互いを知る
ようになり，私は自分がかなりの時間無理をしていてストレスがあるの
だと話しました。彼はオフィスに私を招き入れ，「君を助けてあげられ
るいいものがあるよ」と言いました。そして，薬をくれました。これは
何か，どんな効果があるのかと私は彼に尋ねました。これまで薬を乱用
したことはありませんでした。これはただの鎮痛剤で，自分も義理の弟
も数年間使っているが何の問題もない，と彼は言いました。そう言われ
て私は1錠飲んでみました。20mgのアスピリンのような大きさの錠剤
です。この薬はオキシコンチン［監訳者注：*OxyContin*, オキシコドンの商
品名の一つ。オキシコドンはオピオイド系の鎮痛・解熱剤で，アヘンに含ま
れるアルカロイドのテバインから合成される半合成麻薬。アメリカにおいて，
オキシコドンの乱用問題が大きくなったため，徐放剤（体内で薬物の放出を
遅らせる分子化合物でできた皮膜で薬物を覆ったり，小さな穴を持つ粒子に
薬物を吸着させたりする）を用いて開発したのがオキシコンチンである。し
かし，オキシコンチンも乱用されている］でしたが，私は聞いたことがあ
りませんでした。これは非常に強力な痛み止めで，依存のリスクがとて
も高い薬でもあります。こうやって私は地獄に落ち始めたのです。

はじめのうちは，薬は非常に素晴らしいものでした。私の抱えている
問題をすべて解決してくれました。高揚感を得ることができました。自
分でうまくコントロールできているように感じていました。そして妙な
ことに，とても頭が整理され，仕事も家庭もすべてうまくやれているよ
うに感じていました。自分が世の中を回しているように感じていまし
た。1錠10ドルの薬を30錠購入し，10日でなくなりました。1日に2
錠以上の薬を飲んでいたのです。

その後，私は薬を使い果たしてしまいました。とても気分が悪くなり，
ベッドから出られなくなりました。重症のインフルエンザにかかったのだ
と思いました。筋肉が痛みました。そのときはこれが離脱症状だとはわか
りませんでした。私はジムのトレーナーと話をしました。彼は，それは離
脱症状だからもっと薬を飲むようにと言いました。そこで私は薬を飲みま
した。あのひどく気分を悪くするものを。彼から2回目の薬を買ったとき
に，彼らがこれをなんと呼んでいるのか初めて知りました。彼らはこれを
「オキシス」と呼んでいました。私は自分がすでに依存していることに気
がついていました。薬を飲むとすぐに気分がよくなるのです。妻は私が
24時間インフルエンザにかかっていると思っていました。

3ヶ月たっても，私はまだオキシスを飲んでいました。しかし一方
で，私はマラソンの練習を始めていました。26マイルのフルマラソン
です。しかし故障を抱えていて，筋肉の痛みが続いていました。そこで
私はさらに薬を飲むようになりました。最初に使ったときのように高揚
感を感じなくなりましたが，気分が悪くならないようにするためだけに
薬を使っていました。私の耐性はものすごい速さで上限に達していまし
た。今では1日に20錠もの薬を飲んでいました。私はまだ初めて薬を
使ったときの「ざわめき」を求めていました。薬をしゃぶったり，砕い
て吸引したほうがより早く「キマル」ことも知りました。

マラソン大会には，ランニングシューズに薬を隠し持って行きました。
薬が欲しくなることがわかっていたからです。レースの半分にさしかかっ

たとき，私はもう走れないと思いました。残りの半分は足を引きずって歩きました。ランナーのテントに戻ると，私は混乱していました。皆は私が暑さにやられたのだと思っていました。本当のところは，この日はすでに40錠飲んでいたのですが，もっと薬が飲みたかったのです。

1ヶ月後，私はひどく混乱していました。とうとう妻に自分はオキシコンチンに依存していると打ち明けました。妻は警察に連絡し，トレーナーのことを報告しました。彼は他にも4人をアディクションにしていた薬のディーラーであることがわかりました。彼は不正な医師から薬を手に入れており，その医師は逮捕され，営業を禁止されました。

私の妻はとてもサポーティブでした。私は治療を受ける決意をしました。私はリハビリ病院へ行き，解毒の治療を受けました。しかしそこには8日間しかいませんでした。自分に治療が必要だとは思えなかったのです。私は家族と旅行に行きたいと思っていました。しかしすぐにまた体調が悪くなりました。胃が痛いだけではなく，骨まで痛むような感じがしたのです。私はひたすら我慢をし，数週間たつと少し良くなりました。しばらくの間はオキシコンチンをやめていたのです。

1年後，私は仕事で大きなプレッシャーを受けていました。大きな取り引きをして，20万ドルもの借金を負ったのです。信じられないことかもしれませんが，私は最初に私を薬にはめた男に連絡しました。5分も経たないうちに男はオキシコドンを持って会社にやって来ました。こうしてまた私は薬を使い始めました。

私は自分が薬を必要なときに少しだけ使う，ということができると本当に信じていました。しかし2週間もたつと1日20錠のペースに戻ってしまいました。売人は最初の2倍の価格の1錠20ドルで吹っかけてきました。数ヶ月後，私はどうにもならなくなって，妻にまたオキシコンチンを使い始めていることを打ち明けました。

私は別の治療施設へ行き，たった3日間だけ（解毒のために）入院しました。その後は自宅に戻り，外来通院を続けるように言われました。

施設を出て1時間もすると，離脱症状に襲われました。虫が皮膚の上を這っているような「ムズムズ感」がありました。私は2日でまたオキシスを使い始めました。

　残念なことに，半年の間に3回，再使用してしまい，いよいよ真剣に治療について考えることに決めました。毎回，始まりは1錠の薬でした。1錠の薬があれば，私は完全な依存症者になりました。そして毎回，私は薬を使うために妻に嘘をついていました。妻はついにオピエートの使用をチェックできる家庭用のテストキットを購入して，薬物検査をするようになりました。私が薬をやめないと見ると，アラノンへ行くようになり，薬をやめるか，家を出て行くかの最後通告をしました。

　ターニングポイント：妻が私に最後通告をしたとき。私は離婚したら子どもを失うことになるとわかっていました。それに私は自分がとてもみじめでした。腕に幼い息子を抱きながらオキシコドンを吸引していたことを思い出しました。涙が流れました。鏡に映った自分の姿は見るに耐えませんでした。私は成功したビジネスマンであり，マラソンを楽しむランナーでもあり，素晴らしい妻子もいました。今や，私は自分のしてきたことにうんざりしています。ついに私は良くなりたい，治療を受けたいと思いました。

　アドバイス：もしあなたがかつての私のようであるならば，治療には長期間かかると思っていてください。治療はきっとあなたの助けになります。治療の後はNAやAAのようなミーティングへ行きましょう。一人でやろうとしてはいけません。同じ試練をくぐり抜けた，回復した人とつながりましょう。このサポートは重要です。それから，一般の人はアディクションのことを理解していないということを覚えておいてください。彼らは「クズ」みたいなことはやめて，薬をやめるべきだと思っているのです。そんなに簡単なら良いのですが。アディクションは

病気で，一生，回復し続けるように油断せず過ごさなければならないなどとは思っていないのです。

ジーナ，29歳（広報ディレクター）

　私はキリスト教の学校に通っていました。薬もやったことはありませんでした。お酒も飲んだことがありませんでした。私のこのアディクションという試練は，17歳のときにクローン病と診断された慢性疼痛によってもたらされました。クローン病とは，腹部の痛みや痙攣，疲労，下痢をもたらす慢性腸疾患です。唯一の治療法は手術でした。手術では腸全体を取り除かなければなりません。私は回腹造瘻術という，老廃物を排泄させることができるようにするための，小腸と腹部をつなげる外科的な手術を受けました。

　私はひどい腹痛がありました。なので，タイレノール，コデイン，パーコセットなどの鎮痛剤が処方されていました。これらはすぐに私のお気に入りになりました。私は処方された以上の量を飲んでいることを知られないようにしました。20歳までにはすっかりアディクションになっていました。そこから7年間，私は薬物に依存していました。普通に生活するためにはこの薬が必要だと考えていたのです。

　あるとき，私はクリーブランドに引っ越しました。新しい主治医は効き目の強い鎮痛剤系の薬を自由には処方してくれなかったので，私はドクターショッピングをし，地域の救急診療を何度も受診しました。診察の予約をするのは面倒で高かったので，私は自分で処方箋を作るようになりました。ある病院を訪れたとき，机の上に白黒の処方箋があることに気がつきました。ほかに必要なのは麻薬取締局（DEA）の番号，修正液，ペン，コピー機だけだと気づき，それをやってのけました。

　私は処方箋を30錠から90錠に書き換えました。街中の薬局をすべて訪れました。それをやり遂げるのに1ヶ月かかりました。そして私は捕まり

ました。その日のことをはっきりと覚えています。3日前にある薬局を訪れたことを私は忘れていましたが、そこの薬剤師は私に疑いを抱いていました。彼は医師に電話をして処方箋を確認し、不正なものだと気がつきました。彼は私に二度とうちの薬局には来るなと言いました。私は処罰を免れたことに感謝しました。そう、そのときはそう思っていたのです。次の土曜日の午後、薬局での"事件"から3日たっていましたが、私は一本の電話を受けました。相手の番号を調べると、群の役所からだとわかりました。最初に頭に浮かんだのは、貸出期限の過ぎた本なんてないのに、どうして群の図書館が電話を寄越すのだろう？ということでした。

　電話に出ると、回線の向こうにいたのは群の警察官でした。彼の自己紹介を聞きながら、私は処方箋の偽造についてなんと誤魔化そうかと頭を巡らせていました。しかしどういうわけか、彼は本当のことを知っていると私は感じました。すぐに私は彼のオフィスに行くことを申し出ましたが、水曜日まで待つように言われました。「なんてことだ、4日もしらふで生活しないといけないなんて」と、私は思いました。私は誰に話したらよいかわかりませんでした。ついに火曜日の夜、私は耐えられずに姉のような存在である叔母に電話をしました。そして、付き添って欲しいと頼みました。

　叔母と私は警察で警官に会いました。2月の寒い日でした。彼は叔母と私を招き入れました。お互いに自己紹介をし、警官は私が口を開く前に私の権利について読み上げました。私は泣き出しました。これは現実であるはずがないと思いましたが、まぎれもない現実なのでした。私の家族は私が深刻な問題を抱えていることをよくわかっていること、クローン病が私のアディクションの真の原因であることを、叔母が説明しました。警官は上官と検察官に会ってどうするか話し合いをしなければならないと説明しました。それから私たちは上官のオフィスへ案内され、私のしたことに対する法的措置について伝えられました。私は24年間の懲役に直面していました。しかし私の健康問題を考慮して、釈放

されるだろうと言いました。しかしもしこのような犯罪を繰り返すようなことがあれば，私が偽造した処方箋すべてに対して請求されることになると警告しました。それでもまだ私はすぐには「しらふ」にはなれませんでした。まだ時間が必要でした。

　9ヶ月の間に合計4回のリハビリを行いましたが，そこから離れるとまた使ってしまうのでした。あとから考えると，私はこの病気は治療してもらうものだと考えていたように思います。病院に行けば良い医師が治してくれると。回復とは自分が取り組まなければならないことだということが，私はわかっていませんでした。解毒は毎回，スムーズに進みました。私は毎回，アフターケアプログラムを修了しましたが，それでも薬を飲みたいという渇望を抑えることはできませんでした。

　今や私はアディクションのピークにいました。薬に対する耐性も非常に強くなっていて，私は1日に50～60錠のパーコセット（鎮痛剤）を飲んでいました。処方箋を手に入れるためだったらなんでもしたと思います。しらふになりたいと思ってはいましたが，それよりハイでいたかったのです。実際に，私は結婚生活より薬のほうが気がかりでした。夫とは2年で離婚しました。私は文字通り家族からお金を奪いました。家族の薬箱に忍び込み，眠気注意のステッカーが貼られているものを奪いました。祖母からもお金を盗みました。家族の職場にも侵入し，金庫やクレジットカードを盗みました。私のやることは見境なく，麻痺していました。ついには家族全員の家に立ち入ることも関わることも禁じられたのです。

　私はどこにも行くところがなく，フロリダに逃げることにしました。まったくのひとりぼっちでした。オハイオに住んでいたときは，家族はいつもそこにいましたが，今では経済的にもその他の面でも，私の手助けをすることを拒んでいます。私はカジノでウェイトレスの仕事をしていましたが，まだ薬は使っていました。私の人生はひどいことになっていました。私は一文無しでしたので，どこへ行くにも交通手段もありませんでした。薬物乱用のサイクルを打ち破れずにいたのです。自分を情

けなく思ったり，犯した過ちを責めてばかりいました。学校も中退し，結婚生活は破れ，友人や家族も失いました。一番重要なことは，自分自身を失ってしまったということです。

　私は底をつきました。もっとまともな人生を送りたいと思いました。アディクションについての本を読み，自分が一人ではないこと，頭がおかしいわけではないことをやっと理解しました。その年に，両親が家庭向けのクリスマス用聖書研究の本を送ってくれ，私は毎晩その本のレッスンに取り組みました。どんなにひどいことが起こっても，今日よりましな明日にすることはできる，ということを知りました。私にもクリアなときがあると思うかもしれません。しかし本当に自分の犯した過ちから学んでいたら，二度と同じことはしないでしょう。より多くの薬を手に入れようとしてたくさんの医師の診察を受ける生活から離れ，自助グループで自分のことを話しました。少しずつ自分の人生を取り戻すようになったのです。

　私はリハビリで学んだことを実践しなければならないと思いました。母親についてのわずかな記憶の一つに，母親が目に涙を浮かべて，「私の育てたかわいい娘はどこへ行ってしまったんだい？」と言ったことを思い出したときには心が折れ，破れる思いでした。私にもわかりません。その少女を私も思い出せないのです。どうやったらその子にまた会えるのでしょうか。私は私でありたいだけなのです。幸せになりたいのです。また感じたいのです。自分の人生をコントロールしたいのです。私は自分に対する自らの言葉に耐えなければなりませんでした。誰にも邪魔することはできないとわかって，私はしらふでいることにすがりつくようにしました。薬物から離れることがいかに大変なことかわかりました。もししらふでいられたら，なんでもできると思いました。私は自分との戦争，命と魂のための闘いにおけるサバイバーだと思っています。

　私は1ヶ月ほど薬をやらずに過ごし，大きな一歩を踏み出し，故郷に戻りました。薬を止めることは困難でしたが，自分の行動に対する責任

を受け入れ，他者へ償いをすることは大変なことでしたが，家族一人ひとりに連絡を取り，これまでのことを詫びました。それがどんなに痛みを伴うものであっても，責任を受け入れなければなりません。家族の周りにいるこの数ヶ月は楽ではありませんでした。

　共に過ごそうとしたこの3年間，家族も傷ついていたのだということが今ではわかります。実際に私が自己中心的だったときには，家族もまた私との接し方を誤ったのではないかと感じていたのでした。家族からの問いかけに私は答えられませんでした。私は自分がアディクションであることを受け入れなければなりません。自分でもなぜそうすることを選んだのかわかりませんが，人生を正すために真剣に打ち込んでいると家族に示さなければなりませんでした。友人が，私に再び人間性が戻ってきているから，もう薬はやっていないと言ってくれたことを覚えています。薬を使っている自分と使っていない自分の違いをはっきりと言っていくれた人もいました。ついに私はしらふでいることの成果を得ることができました。クリーンでいたいと願い，クリーンでい続けることを知ったのです。もう薬をやって捕まるのではないかと心配することもありません。もうビクビクすることはないのです。私は本当に自由になったのです。

　この3年間，しらふでいることを誇りに思っています。家族との関係も以前より良くなりました。母と私はアディクションに苦しむ人を助けるためにグループへ行って話をしています。私たちはそれがアディクションの社会的スティグマ（烙印）をなくしていくために私たちができる使命だと思っています。私たちはこの苦しみを味わった最初の家族でもないし，最後の家族でもありません。私が回復に成功したのは，真剣にそうなりたいと願ったからです。私は神への信仰も持ち，家族は私のことを愛しているとわかっていました。しかし，私は自分のしでかした過去のことにかかわらず，自分自身を愛することを学ばなければなりませんでした。

　皮肉なことに，ペインクリニックに通っているときに，実は飲んでい

る薬が体の不調を引き起こしているということを知りました。パーコセットやその他のオピオイド系薬物は，同時に腸の機能を停止させてしまい，痛みを引き起こすのでした。私は元々の腹痛を治療するためには薬は必要なく，アディクションを満足させるために薬が必要だったのです。

　回復から得られたギフトは，私を逮捕した警官との関係がつづいていることです。彼は私のサポーターの一人になってくれ，それは今でも変わりません。彼は，私の電話を裁いたり質問をしたりは決してしません。ただ聞いてくれます。彼のサポートは非常に大きな意味がありました。彼は他人で，私を好きになる必要はないからです。彼は私の辛さに共感はしても，見え透いた言い訳に巻き込まれるようなことはありませんでした。

　ターニングポイント：フロリダにたった一人でいたときに，私の人生はひどい状態でしたが，それを変えることができるのは自分しかいないということに気づいたとき。

　アドバイス：自分を許しましょう。自分は一人ではないということを知ってください。回復にはしっかりとそれに専念することが必要です。必要だと思うことは毎日でもやり続けましょう。遅すぎることはないということを知っていると楽です。後ろばかり見るのはやめましょう。未来に焦点を当てましょう。あなたが変えられる唯一の感情は，あなた自身の感情だけなのです。誰も過去は変えられませんが，未来はあなたのものです。もし失敗しても，くじけずにうまくいくまでやり直しましょう。薬への渇望は圧倒的です。自分にできることは，最寄りのERに駆け込み，医師を騙して欲しい薬を出してもらうようなことをしないことです。しらふでいることの恩恵は果てしないものです。深く知ることに，自分の行動に対する責任を負う力があるのです。自分の行動に言い訳をするのをやめ，行動を変えましょう。立派な信頼できる人物である

ように学び続けましょう。しらふでいることは，世界中のすべての富よりも価値のあるものです。かつての自分や失った無邪気さを嘆くのはやめましょう。今の自分を祝福するのです。

マーガレット，25歳（主婦）

　私は処方薬依存について何も知りませんでした。私はこれまで薬は一切，やったことがありませんでした。しかし数年前に，腕を骨折して痛み止めとしてバイコディンを処方されました。1年半で薬の離脱を経験することになりました。バイコディンは気分を良くしてくれました。一種の高揚感です。私は医師のところへ通い続け，100錠ものバイコディンを処方してもらいました。この薬は依存性があると教えてくれた人は誰もいなかったのです。

　腕が良くなるにつれ，私は薬を飲むのをやめました。しかし私は本当に気分が悪くなり，偏頭痛で救急診療所に行こうとしました。偏頭痛と薬に関連があるとは考えていませんでした。救急診療所ではバイコディンが処方されました。頭痛は良くなりました。私は偏頭痛の問題と考えていたので，頭痛がするとバイコディンを飲み続けていました。後に，頭痛は薬の離脱症状だと知りました。

　薬がないと，24時間以内にひどい頭痛がぶり返します。アスピリンも試したのですが，やはりバイコディンが欲しくてたまらなくなりました。これはアディクションで，悪循環でした。いったん薬に捕まってからは，もう自分の人生を生きていませんでした。私はいつも何かに腹を立てていて，それが薬を使う言い訳になっていました。アルコール依存症者がお酒を飲むように，私は薬で問題を忘れることができました。

　私は健康を管理するために，医療機関に行くときには同じ医師にはかからないようにしていました。そのため，私のアディクションは指摘されずにいました。最終的にかかりつけ医を受診したときに，主治医は私

に依存の問題があると言いました。私は1年半に渡ってバイコディンを服用していたのです。このころになって，私はやっと頭痛ではなく，薬が私の問題だと気づいたのです。

それから，私は解毒を経験しなければなりませんでした。これは外来患者向けのプログラムでした。私にはまだ手のかかる2人の子どもがいました。不快感をやわらげるために，別の薬が出されました。しかし私は1週間，ベッドから出られませんでした。この間，まったく何もできませんでした。眠ることもできませんでしたし，記憶にも問題が起こりました。私は疲れ切り，何もするエネルギーもありませんでした。

4ヶ月間，個人カウンセリングを受け，AAミーティングへ行き，処方薬依存のクラスにも通いました。毎日が闘いでした。人生の生き方を，何もかも改めて学び直さなければなりませんでした。また薬を使ってしまうことを恐れていました。鎮痛剤を必要とするような怪我をしたり，手術を受けたりするようなことにならないか恐れていました。私が本当に腹立たしく思うのは，依存性の高い薬を飲んでいるということを誰からも警告されなかったということです。ですから，私には知る由もなかったのです。

ターニングポイント：この病気でいることに疲れてしまったときでした。グループや治療を通して私はさまざまな方法で自分の気分を良くする方法を学びました。たくさん運動するようになりました。ジョギングやウォーキングを始めました。ステッピングマシンも買いました。これでかなり気分が良くなりました。私は自分に焦点を当て，自分の感情的なニーズを満たすようになったのです。

アドバイス：トンネルの終わりには光があります。がんばって食らいついていれば，時間がかかってもきっとそこにたどり着きます。

ビル，72歳（医師）

　私は27歳のとき医学部のレジデントとして働いていましたが，ひどい腎臓結石の痛みを抱えており，コデインの注射を受けていました。これまでの人生で薬によってもたらされる感覚というものを味わったことはありませんでした。コデインによる高揚感はとてつもなく素晴らしいものでした。私はこの感覚を記憶にとどめ，腎臓結石の痛みが出たとき（これはしょっちゅうだったのですが）コデインに助けを求めました。その後，腎臓結石の痛みが落ち着き，私は自分の人生を生き，医師の仕事も続けていました。

　40代になってから，私はさまざまな健康問題を抱えるようになり，手術もいくつか受けました。腰椎，頸部椎間板，膝，さらに右の腰の手術も受けました。手術のたびに鎮痛剤を処方されました。私は次第に薬の使い方を広げるようになっていきました。医師を騙して少し余計に薬をもらいました。だんだんと薬の量も増え，本格的なアディクションになっていきました。

　10年の間に，私はディラウディドとデメロールの2つを選んで使うようになりました。自分で自分に処方することは違法だったので，製薬会社からのサンプル品を使いました。また，亡くなった家族の薬をもらうこともありました。患者家族は，愛する家族が亡くなったときに，残った鎮痛剤をどうしたらよいか私に聞いてくるのです。私はオフィスに薬を持ってくるように言っていました。哀れなことですがこれが真実なのです。

　注射薬を使っていたときもありました。緊急時には服を脱がせずに服の上から注射をして良いと読んだことがありました。これぞまさに私の知りたかったことです。私は服の上から自分で注射をするようになりました。とても早くて便利な方法です。しかし，パンツや白衣に血がついているようになりました。しょっちゅう誰かに「血がついてるわよ」と

言われ,「研究室で何かの血がついたんだね」と答えるようになりました。

　振り返ると,私は助けを求めて叫んでいたのに,誰も聞きとめてくれなかったように思います。私は薬にはまっていました。薬なしではいられませんでした。はじめのころのように,薬で快感を得るようなことはもうありませんでした。**普通でいるために,具合が悪くならないようにするために薬が必要だったのです。**

　服の上から自分で薬を打っていたために,私は重症の血液感染症にかかってしまいました。医師に感染症のことを尋ねられて,痛みがあるので自分で注射をしているのだと答えました。そのときはまだ自分がアディクションだとは考えていなかったのです。私はまだ強い否認の中にいました。

　数年間,私はアディクションの状態で,たくさんの人間関係を壊してきました。プライベートも仕事も両方です。ありがたいことに自分の仕事である医療行為では失敗はありませんでした。

　ターニングポイント:私は法を犯しました。私のオフィスに出入りしていた2人の密売人が私の過剰処方を他の患者にしゃべったため,私は逮捕されました。私は2人の密売人にバリウム(ヴェイリューム)を処方していました。ランチから戻ってきたときに逮捕されたのですが,手錠をかけられ,患者でいっぱいの待合室を通って刑務所へ入れられました。逮捕されたことで私の人生は救われました。私は1997年に治療を始めました。それ以来,AAで回復のための12ステップに取り組んでいます。そして,他の人の回復の手助けも行っています。

　アドバイス:アディクションを専門にしている医師に相談しましょう。あなたのやっていることを理解してくれる医師を見つけましょう。それが一番です。あなたは自分の周りの世界に対して無力であり,人にも場所にも無力なのだということを理解してください。これが回復のた

めの 12 ステップの最初です。あなたは人生の何事もコントロールなど
できないのだと理解しなければなりません。そして，自分の人生に対し
てだけ，コントロールする力が回復するのです。自分の怒りや恐れ，恥
の気持ちは自分の脳で作り出されるものだと知ることも重要です。回復
するとこれらの感情にもうまく対処できるようになります。

ミッシェル，31歳（会社員）

　私は合法，違法どちらの薬も使った経験はありませんでした。受けた
処方について説明を受けたこともほとんどありませんでした。私は大学
を卒業してから大企業で働き始めました。そして昇進してコンピュー
ターシステムのスペシャリストというポジションにつきました。私はま
だ若かったのですが，37人の販売担当者の管理監督や経費に関する責
任を負っていました。私はこの仕事が好きでしたが，以前よりプレッ
シャーはありました。

　あるとき，ひどい頭痛がしたので医療機関に行きました。最初の診察
で，医師はフィオリナールを処方しましたが，あとからこの薬は効き目
の強い鎮痛剤だと知りました。数週間，頭痛は続き，デメロールの注
射を受けるようになりました。聞いたことのない薬でした。私は有効
な処方箋を持って看護師にデメロールを打ってもらいました。今では
これがモルヒネと同じスケジュールⅡ［監訳者注：処方薬は，Controlled
Substances Act によりⅠ〜Ⅴに分類され，スケジュールⅡは，精神依存と身
体依存がきわめて高い可能性がある，とされている］の薬だということを
知っています（スケジュールⅠからⅤについては，巻末の付録Aに掲
載してあります）。

　すぐに毎日のように頭痛がするようになりました。注射を打たないと
頭痛がひどくなるのでした。日増しに頭痛はひどくなっていきました。
家族も心配し，皆が何かが問題だと感じていました。震えと吐き気で目

覚めても，それがデメロールの離脱症状だとは思いませんでした。

　私たち家族の周りに薬をやる人はいませんでしたので，私の症状が薬物の離脱症状だとわからなかったのです。医師は私の症状を書き留めてはいましたが，オピエートの離脱症状だとは誰も疑いもしませんでした。看護師に注射してもらって，医師とは会わないこともありました。このときはまだ症状と薬とを結びつけて考えていなかったのです。私の症状はますますひどくなり，薬はなんの助けにもなりませんでした。そこで家族は私に検査入院するように言いました。入院中は点滴を受けていましたが，今や自分でデメロールを注文するようになりました。看護師に「2～3時間ごとにデメロールを100mgお願いします」と言えば，そうしてくれたのです。

　1年前までは，私はデメロールなんて聞いたこともなかったのに，今では注文の仕方まで知っています。筋肉注射（IM）か静脈注射（IV）で，ビスタリルかフェネルガンを頼みます。ビスタリルはキッカーのような役目をする鎮静剤で，デメロールを長持ちさせてくれます。フェネルガンは吐き気止めの薬でした。私は自分の欲しい薬が何かを正確に理解していました。

　それから3日目に，私は1g以上のデメロールを打ち，大発作を起こしました。目が覚めると2人の医師と看護師が1人部屋にいたのを覚えています。口から血があふれ，シャツを汚していました。医師たちは発作を起こしたのだと言いました。

　私はこれまで何かの病気だと診断されたことはありませんでした。私の問題はデメロールでした。そこで私は病院から薬物依存の回復施設へ行かなければなりませんでした。家族はケアユニットに私を入れました。そこで最初に私が思ったのは，場違いだということでした。"ハイボール"とか"8ボール（1/8オンスのコカインのこと）"とか，私の知らないようなことを話している依存症者たちと一緒にいたのです。私は，人生を軌道に戻し，医師と薬の力を借りてそれをやりとげなければ

ならないと思っていましたが，そういうことではありませんでした。ケアユニットの医師は，これまでに見た合法，違法の薬物の離脱症状の中で最も重症だと言いました。私は解毒に，ヘロイン依存の人よりも長く，1週間もかかったのです。

　私の否認は非常に強く，私は本当はアディクションではないと思っていました。医師が多く処方し過ぎただけだと思っていました。しかし「私は自分の回復に責任がある。どうやってこうなったのかは関係ない。私はここにいるのだから」と，最後に言わなければなりませんでした。怒ってもなんの解決にもなりませんでした。

　デメロールはヘロインのようなものです。やめることが非常に難しい薬物です。私は入院治療を終え，サポートグループに通い始めました。しかし，まだ私は場違いだと感じていました。このミーティングが自分に必要なものだとは思っていませんでした。多くの処方薬依存症者は12ステップミーティングで場違いだと感じるようです。NAでは違法の薬物について語られ，AAではお酒について語られます。そのため，その場に慣れるのに時間がかかりました。むしろ私の否認を強めただけでした。私は「ここにいる人たちと私は合わない」と言っていました。共通点ではなく，違いだけしか耳に入りませんでした。

　私は主治医の意見に反して仕事に戻りました。主治医は私にこう言いました。「あなたの問題はもはや頭痛ではありません。あなたの問題はどう生き延びるかです。人はこの問題で死ぬのですよ」。主治医は私の回復を本当に望んでくれていたのでした。

　しかし私は仕事に戻り，ある晩，友達と出かけて数杯の酒を飲みました。これまで私には飲酒の問題はありませんでしたので，危険だとは思いませんでした。ところが2〜3杯飲んで数時間経ったとき，デメロールへの渇望が戻ってきたのです。私はまた薬を使いました。それは本当にすぐに起こりました。

　私は絶望的な気持ちになりました。AAで人が"底つき"について話

12ステッププログラム

　"12ステッププログラム"は多くのサポートグループの指導原則となっています。このステップは，元々はAAによって作られたものです。APA（アメリカ精神医学協会）によってまとめられた12ステップには以下のような内容が含まれています。

- 誰もアディクションや強迫観念をコントロールできないということを認める
- 大いなる力が強さを与えてくれることを認める
- スポンサー（経験豊富なメンバー）の助けを得て過去の過ちを検証する
- これらの過ちに対して償いをする
- 新しい行動規範を持って新しい人生の生き方を学ぶ
- 同じアディクションや強迫観念の問題を抱えた人を助ける

しているのを聞くことがあると思いますが，一方では，薬と共には生きられないけれど，薬なしでは生きていかれないとも感じているのです。私は自分の生き方が嫌でした。私は薬を使い続けて自分を幸せな気分にしておくことを選びました。私は休暇にカリブ海に行って，自分に大丈夫だと言い聞かせようとしました。しかし絶望的な気分になりました。うまくいかないことがわかったからです。

　それ以降，私は精神科病棟に2，3回入院しました。家族が病院につなげたのです。家族は援助を必要としていました。しかし私は家族に対して怒り，怒鳴っていました。私が人生で大事にしていたことが，もう，そうではなくなってしまったように思えたのです。起きていることは，薬のために具合が悪くなることではなく，普通の気分でいるために薬が必要であるということでした。これが起きていることのすべてと言ってもいいでしょう。私は何もかもが腹立たしく，むかついていました。

50　第Ⅰ部　アディクションに対処する

　ターニングポイント：私は瓶2本分の薬を飲んで自殺を図りました。目が覚めたのはメディカルセンターでした。それは天の計らいだったのかもしれません。なんとか目を覚ますと，きっと私は助けが得られると感じました。私のように処方薬の問題で困っている人たちとサポートグループで会ったことを覚えていました。私にはほんの少しの希望がありました。助けを求めに，12ステップグループに戻れると考えていました。そして，AAとNAに再び通い始めました。

　アドバイス：自分には良くなる価値があると理解するようになりました。この状況にあるすべての人にとっても同じです。私はこれにすがりつきました。12ステップミーティングに助けを求めました。自分に起きたことへの恨みの扱い方を教えてもらいました。私は罪悪感や恥の気持ちもたくさん抱えていました。サポートグループは，こういう気持ちの扱い方や，セルフケアの仕方を私が見つけられるように手助けしてくれました。私にはサポーティブな家族がいましたが，自分でその作業に取り組む必要がありました。家族がそれをすることはできないのです。人と付き合うことをおすすめします。人を信じることが学べるからです。

ジャスティン，37歳（弁護士）

　あるとき，私は階段から落ちて肩を脱臼し，手首を折りました。それにより，首や頭，顎へつながる神経にも影響が出るようになり，強い痛みを抱えるようになりました。これが鎮痛剤との初めての出会いでした。

　しばらくして，コデインの3番（コデインは，1から4まである）では痛みが止まらないと医師に相談しました。医師は2錠飲むように言いました。数ヶ月後，まだ痛みが続いていたので，医師はコデインの4番を処方しました。4番は3番の2倍の強さがあります。毎回，120mgの薬を4時間おきに飲んでいたことになります。私は必要なときに薬を飲

んでいましたが，次第にその量は増えていきました。依存が始まっていたのです。耐性がついていましたが，私は自分がどれだけ薬を使っているのかわかっていませんでした。依存は非常に緩やかなものでしたし，薬による問題はまだ起こっていませんでした。

　2年たっても，私の顎の痛みはまだ続いており，検査とレントゲンのために別の病院に行きました。顎に問題があって，手術が必要だと言われましたが，私の入っている保険では手術代は支払えませんでした。そこで医師は痛みだけ治療しましょうと言いました。私は自分がコデインに依存していると思うと伝えました。耐性が上がり，薬を飲まないと具合が悪くなるからです。私はアディクションになることを恐れていました。主治医は，痛みを管理するために薬物療法を継続することは珍しいことではない，と言い，治療のために特別な科へ送られました。そこで私はバイコディンという，これまでより強い薬を投与されました。

　数週間もたつと，私は薬が欲しくてたまらなくなりました。医師に会うたびに，もっと薬が必要だと伝えました。そしてさらにたくさんの薬を手に入れていました。その後，薬はパーコセットに変わり，時折，デメロールを注射したり，モルヒネの座薬を使ったりしていました。また，筋弛緩薬やトランキライザーも使っていました。

　オピエートを使うと耐性が形成されるため，薬を使っているということは簡単には気づかれません。次第に調子が悪くならないようにするためだけに薬を使うようになります。しかし，私は自分の行動が変わっていっていることに気がつきました。私は普通に生活することができませんでした。あるときはご機嫌で，またあるときはひどく落ち込むのでした。行動するモチベーションが薬に影響されました。私は仕事ができるように薬の量を調整しましたが，病欠の電話をすることも多くありました。結婚生活にも問題を抱えており，結局，離婚しました。私は自分の問題が薬に関係しているとは思っていませんでした。うつになっていると思っていたのです。

数年後，私は過量服薬しました。デメロールの注射を受けてから帰宅し，それからトランキライザーを飲みました。少し寝て，起きるとまたトランキライザーを飲みました。自分がどれだけの量の薬を飲んでいるのか自分でもわかっていませんでした。これはよくあることで，いったん判断力が損なわれてしまうとどのくらい薬を飲んだのかわからなくなってしまうのです。同じ日の晩に，さらに私は薬を飲み，100錠入りの瓶がほとんど空っぽになっていました。私は心底，恐ろしくなりました。まともではないと思い，救急車を呼びました。救急車が到着したときには，私は錯乱状態でした。そして，集中治療室に入れられて，ほとんど命を落とすところでした。

退院すると，私は処方薬を補充し，また飲み過ぎるようになりました。薬が問題だとわかっていましたが，日々，やめるためには多大な努力が必要でした。私には薬が必要でした。150mgのデメロールの注射を打ち，ペルコダンを飲んでいました。

今や，私は薬物依存症のために薬を飲んでいるような状態でした。何度か治療を受け，解毒もやりましたが，まだ首には身体的な痛みが続いていました。数ヶ月後，身体的な問題である首の手術をしてくれる専門家のところへ行き，結果としてそのおかげで，私は薬物依存を乗り越えることができました。

振り返ると，医療機関では依存性がある薬物の性質について説明する時間を取りたがらないようです。患者が必要とすれば，鎮痛剤を処方することが重要な問題です。この問題は私の母も経験しています。母は正当な理由で痛み止めを必要としていましたが，医師は処方しませんでした。医師が乱用を非常に警戒していたからです。どちらも極端で，バランスが必要だと思います。

ターニングポイント：3ヶ月連続で毎日，薬を飲んでしまったとき，私は自分が困難な状況にあると自覚しました。はじめは自分でやめられ

ると思いましたが，だめでした。自分ではやめられないとわかり，次第に恐ろしくなってきました。しかし同時に，薬なしで生きることができないということも恐ろしく感じました。

　1年間，その恐れと闘った後，私はついに入院しました。そこに30日間，入院しました。私は何度も再使用しました。5日から5週間の範囲で，私は7回，入院しました。その日から7年後の今日まで，私は週に2～3回，AAミーティングに通っています。

　アドバイス：はじめに私が言えることは，薬なしでも生きられる，ということです。私は薬なしでは生きられないと100％確信していました。他の人が回復できるのは素晴らしいことだとは思うけれど，薬にひどく依存していたために，薬なしでやっていくなんて，どうやっても無理だと思っていました。

　アディクションになったら，大きく信念を変え，薬なしでも生きられるのだと知ることが必要です。それには多少の時間がかかりますが，同じ体験をした仲間のいるサポートグループに参加するとよいでしょう。同じ薬を使っていた人とペアになりましょう。あなたが経験したことを正しく理解してくれるはずです。この経験をくぐり抜けてきた人に従っていれば，回復が訪れるでしょう。

テリー，37歳（看護師）

　私は看護師として働いていますが，結局，職場で薬物に手を出してしまいました。このようなスタッフによる薬物乱用は世界中の病院ではびこっています。たくさんの看護師が助けを必要としています。私の通っているサポートグループの一つは，13人中7人が看護師です。医療専門職は非常にハードです。過ちを犯していないか強い不安を抱いています。医療従事者には多くのプレッシャーがかかり，薬物が手に入りやす

い環境にいます。私たちは人を助けたいと思っているし，すべてを完璧にやりたいのです。そこには多くのプレッシャーがあります。私たちもただの人間なのです。

私が精神科病棟で看護師をしていたときから，私の問題は始まりました。怒って興奮した患者に攻撃されて，私は怪我をしてしまいました。首を負傷し，バイコディンを処方されました。後になって，手根管部の手術と，親指の接合をしなければなりませんでした。私はバイコディンを2年間飲みました。

私はこの薬が好きでした。素晴らしい薬です。人生を楽にしてくれるのです。私の夫は暴力的な人でしたが，薬を飲んでいれば夫が何をしても，何をやっても，それほど気になりませんでした。

私には薬の耐性が形成されました。はじめは3〜4時間ごとに1錠飲んでいましたが，そのうち2錠になりました。しばらくすると，1日に20錠飲むようになりました。看護師でしたから，これは良くないことだとわかっていました。しかし，誰も私がこんなにたくさんの薬を飲んでいるとは気づきませんでした。私の中のたった一つの変化は，感情が本当に穏やかになったということでした。

このころ，私は長期ケアユニットで働いており，さも患者が受け取ったかのようにカルテにサインをして病院の薬を自分が手に入れていました。私は主任看護師でした。私は薬品庫の鍵を持っていました。患者のカルテに，ある薬品を受け取ったと書きさえすれば，すぐにそれを手に入れられました。アメリカ麻薬取締局（DEA）は，薬物は薬品シートに記録をつけるように定めており，私は患者として署名していました。この患者は頭痛がするとか，背中が痛むとか，何かしら理由を書いておきました。そして薬を手に入れました。簡単なことです。これは1年半続きました。誰も気づきませんでした。

その後，私はある病院で働くことになりました。そこでは薬のサンプルを製薬会社の営業マンからもらうことができました。このサンプルは

登録されないため，手に入れたことを誰にも知られることはありません。再び私は薬品庫の鍵を持つようになりました。バイコディン，ザナックス，レストリル，アチバン，タイレノールなどを，コデインと一緒に飲んでいました。

　私は自分がアディクションだと思いました。しかし，看護師なのだから自分でやめられる，とも考えました。しかし実際に試してみましたが，やめられませんでした。まったくだめでした。急にやめていたら，私は発作を起こして死んでしまったかもしれません。

　ついに私は1週間に100錠のバイコディンという自分の処方箋を持って，薬局に電話をするようになりました。私は6人の医師と働いていたので，彼らの名前を使って診察室から電話をし，テリーのための処方箋を出したのだと伝えました。5〜6ヶ所の薬局を使いました。簡単なことでした。

　私は常に薬を手に入れることで頭がいっぱいでした。薬がなくなってくるとパニックになりました。いつになったら薬が飲めるのか，時計ばかり気にしていました。

　ある日，職場で私は逮捕され，終わりを迎えました。医師の一人が，私がいろいろな薬局に電話をかけているのに気づいたのです。それは金曜日のことでした。私は首になりました。私は非常に屈辱的で恥ずかしく思いました。自殺も考えましたが，2人の子どもの存在がそれを思いとどまらせました。自分には援助が必要だと思いました。私は薬を求めていないのに，私の体が薬を欲しがるのでした。私には止められませんでした。私は，死にゆく自分をわかっていました。食欲もありませんでした。ひどく痩せて，骨が飛び出しているために椅子に座ることもできませんでした。私は33kg痩せました。私は死ぬのだと思いました。死だけがアディクションから解放される道だと思いました。アディクションになると，体中の細胞が食べ物を求めるように薬を求めるのです。普通の食べ物や何か他のものを欲しいとは思わなくなります。欲しいのは薬

だけです。薬を飲むということは，自分を餓死させるようなものです。

　そこで私は，回復していることを知っていたある患者を職場から呼びました。彼女は私が何を必要としているかをよくわかっていました。月曜日まで，私は薬物の治療を受けました。15日間，解毒の治療を受けました。薬を投与されるので，最初の数日間は大丈夫でしたが，次第にそれも減らされます。私は眠れなくなりました。震えがきました。この身体的離脱がどのようなものだったかと覚えておくだけで，再使用が防げました。身体中が痛みました。筋肉が痙攣しました。下痢や嘔吐もありました。薬のせいで身体が悲鳴をあげていました。

　解毒が終わると，薬を使うことになった感情の問題に，最初に取り組まなければなりません。この問題は今でも歴然と存在しています。私は狂ったような感情と闘っていました。これは私が人生で多くの虐待を受けてきたからであり，直面させられる地雷のような痛みを感じたくなかったからです。しかし私はやり遂げました。リハビリセンターがなかったらやり遂げることはできなかったでしょう。家ではやれなかったと思います。きっと薬を再使用したでしょう。最初の3ヶ月は容易ではありませんでした。

　私はサポートグループの素晴らしいスポンサーに感謝したいと思います。彼女は，私の人生は良くなるし，私はそれに値する人間だと言ってくれました。私は人生のほとんどを虐待されて過ごしてきたので時間はかかりましたが，その言葉を信じるようになりました。私は神を信じ，信仰は私を救ってくれました。

　退院してからは，自分は薬をまた使い始めて，いずれ死んでしまうのではないかと恐れていました。最初の3ヶ月は1日に2〜3ヶ所のミーティング（AAとNA）に出かけていました。これが私のやり方でした。AAには何年もしらふでいる人がたくさんおり，加えてグループの構造が私に合っていました。NAの参加者は積極的に愛情表現をしていました。私はその両方を必要としていました。それには自分から求めな

ければなりませんでした。

　今，こんなに良い気分でいることが信じられません。心から幸せだと感じられるとは考えもしませんでした。私は人生に期待を持っています。私は首になった病院で再び働き始めました。いまだに辛いときがありますが，そんなときにはスポンサーに電話をして，ミーティングに行きます。私の受けたサポートシステムの素晴らしさを，誰もが享受できるように願っています。ここの人たちみんながあなたを助けてくれますが，それには自分から求めなければなりません。あなたは努力をしなければならないのです。自ら進んでやる必要があるのです。

　ターニングポイント：職場で逮捕されたことが，自分にとって決定的なターニングポイントでした。

　アドバイス：友達，セラピスト，家族，誰に対しても完全に正直でいましょう。人生がどうにもならなくなり，助けが必要であることを受け入れましょう。自分は完璧ではないことを認めましょう。"完璧でない"ことは本当に素晴らしいことだと気づきました。自分はただの人だと認めることは，肩の荷を下すことでした。今では，私の人生には自由，愛情，希望があります。これは驚くべきことです。しかも日に日に良くなっていきます。

カレン，65歳（退職者）

　私はこの数年間，処方薬依存から回復しています。これは皮肉ですが，私が鎮痛剤を乱用していたときには，回復途上のアルコール依存症者でもあった私はAAに行っていました。しかし，もう23年間飲んでいません。

　私の薬の問題は数年前に始まりました。父がリンパ腫で余命1年と診

58 第Ⅰ部 アディクションに対処する

断されたときでした。去年，私は父のために，クリーブランドとフロリダの自宅を飛行機で何往復もしました。非常にストレスでした。同じころ，私は肩の痛みを感じるようになりました。関節リウマチでした。主治医はバイコディンを痛み止めとして処方しました。ほぼ1年間，私は指示に従って薬を飲みました。うまく鎮痛剤を使えていると思っていましたが，いつのまにか私はコントロールを失ってしまいました。

　その後，父が亡くなりました。私は悲しみを感じたくなくて，さらに薬を飲むようになりました。節制を失っていると思いましたが，否認していました。AAに行き続けていれば，コントロールできていると思っていたのです。

　それから，私はある男性に出会って一目惚れしました。彼は依存症者でした。彼は，関節炎の痛みを軽減するためにもっと鎮痛剤を飲んだらと，いつも私に勧めてくれました。言われたようにすると，バイコディンへの渇望が増しました。最終的には，私はアディクションに食われてしまったのです。私は数人の医師から薬をもらっていたのです。

　その男性との関係は，関係が壊れて彼が離れるまで数年間続きました。この関係は私にとって良いものではありませんでしたが，一人にはなりたくありませんでした。そして，心の痛みをなだめるために，薬を飲みました。

　あるとき，私はセラピストと会いました。セラピストは，一日にどのくらいバイコディンを飲んでいるのかと聞きました。6〜7錠だと答えると，地域の依存症治療センターに行って相談するように言われました。私は何年間もAAに行っているのでその必要はないと答えました。しかし最終的には，治療センターに行って相談することに同意しました。私は大きな感情的な痛みを抱えており，助けが必要だと思い始めていましたが，薬に依存していると考えることは屈辱的でした。「なんで20年近くしらふでいる人に治療が必要なんだろう？」と，私は自分に問い続けました。後から思うと，答えは簡単で，私は否認していたのです。

私は治療センターに行くと，30日のプログラムに参加しました。

最初の2～3日は解毒をして，自室でだけ過ごしました。ミーティングにも行かず，他のプログラムにも参加しませんでした。この期間に，自分がここにいなければならないという事実に怒りが湧き起こりました。私は非常に怒りっぽくなっていました。しかし，プログラムに参加し始めると，自分には援助が必要であるという事実を受け入れられるようになりました。私を救ったものの一つは，セラピストにハイヤーパワーを持つことを教えてもらったことです。自分で自分のハイヤーパワーを作れるのだと教えられたのです。神である必要はないのだと。そして，愛すること，許すこと，他人へ優しくできること，嫉妬や恨みなくいられること，他人へ与えられること，といった，ハイヤーパワーの核心となりうるポジティブな面について教えてくれました。

そして，ハイヤーパワーがいないと，ネガティブになってしまうと説明されました。人の面倒はみない，人に優しくない，これが自分という人間だったと思いました。私の姿勢は変わりました。私が治療センターの人の言うことに耳を傾けたときだけ，私は援助を受けられるのです。

ターニングポイント：セラピストのところへ行き，薬の問題があると認めたときです。ひどい感情的な痛みがあり，自分には援助が必要だと思いました。

アドバイス：私は普段はアドバイスはしません。他の人の役に立つかもしれないという希望を持って自分の話を分かち合うだけです。援助が必要なら，AAやNAのミーティングに行くように勧めます。援助を求めるなら，自分でコントロールすることはあきらめなければならないと強調しておきます。アルコールや薬物は，あなたよりもずっとパワフルだということを認めなければなりません。そして，誰かからの援助を望むなら，何もかも自分でコントロールできると言ってはなりません。

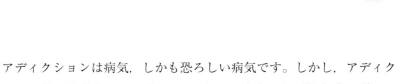

第3章
アディクションの治療

　アディクションは病気，しかも恐ろしい病気です。しかし，アディクションの問題を抱えている約73％の人が，治療の必要性を感じずにいるということが調査で示されています。そして，約17％しかアディクションの治療を受けず，このうち，半数近くが途中で治療をやめてしまいます。治療はアディクションからの回復を助け，より豊かで満たされた人生を送ることを可能にしてくれます。

　アディクションの治療には「定型の」やり方はありません。個人のニーズや環境，使用している薬物によって治療は変わります。しかし，薬物依存症の治療はどのやり方であっても，ゴールは生活を変えて，薬に頼る必要がなくなるようにすることです。治療の中で，考え方や行動を変えることを学んでいきます。ほとんどの人にとって，否認を克服すること，自分には薬物の問題があると認めることはチャレンジです。

　治療だけでなく，フォローアップが重要です。治療の後の，長期にわたる感情的なサポートにより，再使用のリスクは劇的に減少すると，調査では示されています。

治療について

解毒治療

　治療プログラムやリハビリを始める前に，解毒治療を受けるように勧

第3章　アディクションの治療　61

治療施設を探すには？

　アメリカの薬物乱用・精神衛生管理庁（SAMHSA）では，オンラインで治療施設の検索が可能です（www.findtreatment.samhsa.gov）。この検索機能には，入居型の治療施設，外来治療プログラム，薬物・アルコール依存のための入院プログラムを含め，12,000以上のアディクション治療プログラムが登録されています。

められる人が多いと思います。解毒治療，一般的に解毒と呼ばれるものの目的は，依存性物質を止めさせることです。解毒は，患者が離脱症状を呈している間は，密な医療的な監督下で行われます。離脱症状は，軽いイライラから発作や死に至るまで，幅広く多岐にわたります。その他の一般的な離脱症状としては，不安，パニック，抑うつ，一貫性のない思考，筋肉の痙攣，吐き気や嘔吐などがあります。

　治療を求めている人の約4分の3は，独立した治療センターで解毒を受けます。解毒治療は病院でも受けることができます。患者は，まずはじめに解毒ユニットに入り，通常は体の検査を受け，その後，薬の使用歴を聞かれます。医療者は，潜在的な身体の問題がないか探すだけでなく，薬の使用歴についても探ります。患者が使っていた薬が何で，どのくらい使っていたのかを知ることは，医師には重要なことです。離脱症状を和らげるために，トランキライザーや降圧剤などの薬を投与することがあります。そして依存していた薬を減薬していきます。

　解毒には数日間かかりますが，依存していた薬の種類によってはもう少し長くかかることもあります。

　治療施設の中には，解毒のための医療ユニットを持っているところもあります。あるいは，解毒するためには地域の病院でも良いでしょう。

　解毒施設には，解毒ユニットにいる間，個別カウンセリングやグルー

62　第Ⅰ部　アディクションに対処する

プカウンセリングを積極的に行うところもあれば，そういった感情的な
サポートは提供しないところもあります。解毒が完了すると，患者は治
療に取りかかりやすくなります。

外来治療

　外来治療でのプログラムは，デイケアとか集中外来治療などと呼ばれ，
さまざまなやり方があります。これらの治療を受けている間は，患者は
自宅で生活し，日中は，仕事に行ったり学校へ行ったり，普段通りの活
動をすることができます。そして，夕方には治療プログラムに参加しま
す。治療は週に1〜2回，数時間，もしくは毎日通うことになります。

　このようなプログラムでは，一日中，治療プログラムに参加し，夜に
帰宅する患者もいるかもしれません。たとえば，月曜から金曜まで，朝
8時半から夜の9時までいるようなプログラムをやっているところもあ
ります。治療プログラムは期間もいろいろで，2〜3週間続くものもあ
ります。

　外来での治療法は，通常は入院治療と同じようなものが提供されま
す。グループセラピーに参加したり，担当のカウンセラーに会ったり，
グループカウンセリングに参加したり，講義や録音してあるものを聴い
たり，12ステップミーティングに参加したりします。また，治療では，
栄養学や，アディクションが心と身体に与える影響について，親密性，
セクシャリティ，スピリチュアリティ，ストレス，再発予防などについ
ても録音したものを聴いたり，講義の中で学びます。非常にモチベー
ションの高い人は，治療からドロップアウトしにくいため，外来治療を
勧められるかもしれません。外来治療プログラムは，オピオイド使用障
害における薬物治療を受けているか，"ドラッグフリー"かのどちらか
になります。

　オピオイド使用障害における薬物治療では，サボキソンやメサドンの
ような薬を使用するとしています。どちらもオピオイド使用障害に使わ

第3章 アディクションの治療　63

れます。ドラッグフリーの治療プログラムでは，治療の一部としてこういった薬を使わないとしています。

入院治療

　入院治療には基本的に2種類あります。病院と居住型の施設です。病院でのプログラムは，高レベルな医療的管理のもとで治療が受けられます。このような治療は，アディクションのために病状が重かったり，怪我を負っているような人には良いでしょう。居住型の施設での治療プログラムは病院ではなく，独立した居住型施設で行われます。

　入院治療には短期のものも長期のものもあります。短期のプログラムは1ヶ月以内，長期のものは1ヶ月以上です。どちらも通常は外来のサポートグループに引き継がれます。

　治療のために入院すると，治療プログラムを管理する担当のカウンセラーが割り当てられます。入院中は，個別セラピーとグループセラピーの両方に参加するように言われます。治療プログラムでは，教育ビデオを見たり，講義を聞いたり，課題をやったり，回復についての資料を読んだり12ステップミーティングに参加したりします。目的は，薬物なしでの生き方と，薬物の再使用を招く状況の避け方を教えることです。

　たとえば，勤める会社の種類や，訪れる場所について慎重に選ぶ必要があるということを学ぶかもしれません。薬を使っている人がいるような場所で生活するでしょうか？　もしそうなら，このような状況を避けるためのプランが必要です。回復した人は助けを求めないのでしょうか？　もしそうなら，治療の後に孤独になると，再使用の引き金になるかもしれません。また，治療中に，再使用の危険にさらすようなパーソナリティや性格の問題が見つかるかもしれません。

　要するに，治療は患者の抱える重要な疑問に答えられるようになるための教育としても役に立ちます。自分が薬を使うのは，感情的，身体的に何のためなのか？　薬を使うことが習慣になってしまったら何が起き

るのだろうか？　どうやったら薬を使うことをやめられるだろうか？
薬から解放されるために何ができるだろうか？

　これらはスコットというイーストコーストに住む40歳の男性が抱い
ている疑問です。彼は治療施設に入ったときにこう問いかけていまし
た。

　「以前にも治療を受けたことがありますが，今回は本当に回復したい
ので最後にしたいです。以前は，妻や親戚のために治療を受けていまし
た。しかし今回は自分のために治療を受けています。底をつき，もうあ
んな風に生きたくないのです。薬物は私からたくさんのものを奪い去り
ました。仕事，家族，私が関わるものすべてを奪いました。以前は治療
でチャンスをつかめませんでした。今回の最後の治療では，私は専門家
たちが言ったことをやりました。自分のやり方でやろうとはしませんで
した。

　自分が弱いということではなかったのだとわかりました。感情的に自
分を痛めつけていません。今は自分が病気を抱えているのだと理解して
いるからです。このことを学ぶのに25年かかりました」。

長期の治療か，短期の治療か

　治療はどんなものを考えているでしょうか。それはその人の環境にも
よると，治療のエキスパートであるウイリアム・ホワイトは言います。
ホワイトは，薬物依存症とメンタルヘルスサービスを行うチェスナット
ヘルスシステムズで，上級研究員をしています。「長期の治療が向いて
いるのは，複数の問題を抱えている人です。回復の妨げとなるような，
医療的または精神的な問題を抱えている人という意味です。また，長期
的な治療が向いている人は，自宅に戻るにあたって，回復のための資源
が不足している人たちです。サポーティブな家族がいなかったり，地域
にサポートグループがない場合です」。

治療施設を選ぶ

どんな病気でも，評判の良い病院を選ぶことは重要なのと同じように，有資格者が運営するアディクション治療施設を選ぶことが大切です。薬物依存症の治療施設を検討するときに，患者や家族は治療施設のスタッフに，次のような質問をすると良いでしょう。

- スタッフの中に，依存性薬物について訓練を受けた医師はいますか？
- セラピストはアディクション治療の訓練を受けて資格を持っていますか？
- 家族支援は行っていますか？（家族がアディクションの家族力動を理解していると，回復が強化されます）
- 再使用について教えていますか？（アディクションとは再発しやすいものです。これをどう乗り越えるかを学ぶことが必要です）
- ストレス対処の新しい方法について治療プログラムで教えていますか？（ストレス対処として薬が使えないなら，新しい対処法を見つけることが重要です）
- 12 ステッププログラムはやっていますか？（これはもっとも古く，もっとも成功する回復のプログラムです）他にも何かサポートプログラムはありますか？
- スピリチュアリティが人生に統合されるような治療プログラムですか？（ある人にとっては，スピリチュアリティは宗教であるかもしれませんが，一方で，人生における目的や意味を高めることにも関連しています）

66 第Ⅰ部 アディクションに対処する

フォローアップの重要性

　ほとんどの治療施設で，アフターケアと呼ばれるフォローアップを行っています。このプログラムは，初期的な治療プログラムを終了した患者の再発予防のために作られています。アフターケアでは，個別カウンセリング，グループカウンセリング，またはその両方で，週に1〜2回，感情的なサポートと，スピリチュアルなサポートを行います。アフターケアプログラムの長さは治療施設によってさまざまです。

　治療のエキスパートであるウィリアム・ホワイトによると，継続的な感情的なサポートは回復に不可欠です。今日の治療プログラムについてホワイトはこう言っています。「私たちは患者を保護し，認め，治療しますが，アフターケアについては重要視されず，患者との関係は終わってしまいます。深刻なアディクションは糖尿病や高血圧と同じような慢性の病です。こういう病気を病院の緊急治療室では治せません。治療は継続して行わなければならないからです。アディクションとは，継続的な回復を管理していくことが求められる病なのです」。

　それでは，回復を続けるためにはどのくらいの継続的なサポートが必要なのでしょうか。「継続的なサポートの，4〜5年後には回復も安定するという調査結果があります」と，ホワイトは解説しています。「継続的なサポートを行うことで，将来的な再発のリスクが15％以下に低下します」。さらに進んだ治療プログラムでは，患者に電話や面接で話をすることでその回復をサポートするコーチを割り当てます。

フォローアップサポートの形式

　フォローアップにはさまざまな形式があります。セラピストに会うことや，サポートグループのスポンサーと連絡を取り続けることや，12ステッププログラムのようなものも含まれます。

第 3 章 アディクションの治療 67

　アフターケアの間でも，アフターケアが終わっても，実際にはどの治療プログラムでも，12 ステッププログラムに参加するように言われます。最もよく知られているグループとして，NA と AA があります。これらのグループが成功している要因として，ひとつには "グループ力動" が働くこと，そしてメンバーがお互いに感情的でスピリチュアルなサポートをしていることにあります。これらのグループに参加し続けることで，感情的に孤独になることが避けられます。しかし，12 ステップグループはすべての人に合うものではありません。自分に合うサポートグループを見つけることが重要です。

サボキソンを使用した治療

　2002 年にアメリカ食品医薬品局（FDA）が承認したサボキソンは，鎮痛剤のようなオピオイド系の処方薬に対するアディクションのための治療薬です。一般名はブプレノルフィンと言います。

　サボキソンはどのように作用するのでしょうか？　服用すると，オピオイドが結合するのと同じ脳細胞に結合し，オピオイドが脳細胞に入り込んで依存を継続させません。その過程をもっとよく理解するために，例えを使って考えてみましょう。脳を駐車場だとしましょう。サボキソンはすべての駐車スペースを占有し，オピオイドの入り込む余地を与えません。

　オピオイドの供給が止まり，大幅に減少すると，サボキソンは離脱症状を抑え，薬への渇望がなくなります。サボキソンは鎮痛剤によってもたらさせるような，ハイな高揚感を引き起こしません。サボキソンの使用中に鎮痛剤を服用しても，これまでのような効果は感じられません。

サボキソン治療を始めるには

　サボキソンを使用した治療を始めるためには，薬の投与についての特

別な訓練を受けた医師を探さなければなりません。現在では，全国の数千人もの医師がこの治療を提供しています。この薬を処方するための訓練を受けられる医師の数に制限はありません。しかし，それぞれの医師が治療できるのは 100 人以下に過ぎません。www.suboxone.com で医師や，より詳しい情報について調べることができます。

　サボキソン治療を始めるために，オピオイドを使わないようにしなければなりません。オピオイドが効いているときにサボキソンを服用すると，離脱症状が起こります。これは急激で激しい離脱症状で，投薬によって引き起こされます。まだオピオイドが効いているかどうかを調べる方法の一つは，離脱症状が起きているかどうか観察することです。処方を行う医師はこれをアセスメントします。オピオイドをやめなければならない期間は人によりさまざまです。

　サボキソンは舌下，つまり舌の下に置いて服用します。最初の服用は医師の下で行います。その後は通常は 30 日分の処方を受け，1 日 1 回，服用します。開始時の用量は通常は多めですが，治療の過程で維持量に漸減していきます。フォローアップのために医師を訪ねることが必要です。目標は，最終的に薬を減らすことです。

　「あなたはこの薬をどのくらい使っていましたか？」。この質問に対しての答えは一つではないでしょう。薬を使っていた期間というのは患者によりさまざまです。この治療プログラムは，6 〜 8 ヶ月間，サボキソンを使い，徐々に減らしていくとうまくいきます。もう少し長く使うこともあります。

　サボキソンを使い始めた人は，カウンセリングを受けることもお勧めです。セラピーを受けたり，サポートグループに参加する人は，薬だけを使用した人よりも良い結果が出ることが調査で示されています。

私のサボキソン治療の体験

❖ローズ，31歳

私は2年間サボキソンを使っていました。サボキソンのおかげで，私は元の普通の生活に戻ることができました。約1年半，私は鎮痛剤に依存していました。歯根管治療が終わった後の痛み止めにバイコディンを飲んだのが最初でした。薬がもたらしてくれる感覚がとても好きでした。もっと飲みたくなりましたが，依存性が高いことは知りませんでした。私はクリニックで働いていたので，薬を盗み，自分の処方箋で薬局に電話をするようになりました。結局，ばれて首になりました。

薬をやめようとしましたが，不安，筋肉の痙攣，吐き気，嘔吐，下痢といった，ひどい離脱症状が現れました。それはまるで10倍ひどいインフルエンザのようでした。外来の集中治療プログラムに参加しましたが，まだアディクションに苦しんでいました。その後，ボーイフレンドのお母さんが，新聞でサボキソンの記事を見つけて私に送ってくれました。

私はサボキソンを処方できる医師を見つけました。医師は良く聞き取りをしたうえで，サボキソンの適応だと言いました。はじめの1週間はとても辛く，なぜかわからないのですが，離脱のような感覚がありました。しかし2週目に入ってからは，この数年で初めてというくらい，普通の気分を味わいました。離脱症状もありませんでした。渇望もなく，薬を手に入れようと考えもしませんでした。よく眠れるようになりました。これは本当にすごいことです。私は仕事に行き，人生で最善の選択ができるようになりました。

メサドンを使用した治療

ヘロイン依存の治療にメサドンを使うという話を，昔，聞いたことがあるかもしれません。しかし，この数年間，オキシコンチン，ディラウ

70　第Ⅰ部　アディクションに対処する

ディッド，バイコディンのような処方されたオピオイドへのアディクションを治療するためにメサドンを使う人が増えました。実際にいくつかの州では，メサドンを使った治療プログラムに参加している約半数は処方薬依存です。アメリカでは，47 の州に 1,150 ものメサドンを扱うクリニックがあります。

　メサドンはオピエートによって影響を受ける脳受容体部位を"占領する"ことによって作用する合成薬剤です。そうすることで，オピエートによってもたらされる高揚や鎮静の作用をブロックし，渇望を緩和します。決まった用量であれば，メサドンは中毒を引き起こしません。メサドンは，錠剤，液体，水に溶かして飲む散剤の形状があります。

メサドンを取り扱っているクリニック

　アディクションのメサドン治療を受けるためには，メサドンを取り扱っているクリニックに行き，高度に組み立てられた治療プログラムを受ける必要があります。メサドンを取り扱っているクリニックは，アメリカ連邦政府と州の厳しい管理下に置かれ，初回はクリニックでのみ，処方されます。プログラムを始める人は，はじめの 3 ヶ月は週に 6 日，クリニックに行かなければなりません。治療が安定してきたら，週に 5 日クリニックへ行くようにして，1 日は自宅投与とします。翌月以降は，患者が安定していた場合にはクリニックに通う日数を減らし，自宅投与を増やします。

　メサドンを使ったプログラムを成功させるには，適切なスクリーニングと身体検査，カウンセリング，定期的な医療的チェック，治療計画，フォローアップが必要です。このプログラムを受けるには，18 歳以上であること，1 年以上オピエートに依存していることが必要です。

　なぜ，メサドンを使った治療を求めている人がいるのでしょうか？「メサドンは，他の治療でうまくいかなかった人たちを薬理学的に救済する投薬治療なのです」と，アメリカオピオイド依存治療協会

（Association for the Treatment of Opioid Dependence, Inc.：ATOD）
のマーク・パリーノは言っています。「メサドンは重度のアディクショ
ンの人たちや，長期間，オピエートに依存していた人たちの助けになる
と思います」とも語っています。

　実際に，メサドンを減らすことができる人もいますが，何年間も，お
そらく生涯，服用が必要な人もいます。治療の期間は人それぞれです。
1年間，薬物に依存していた人と，15年間依存していた人とでは必要な
ものが違います。

患者教育が急務

　メサドンを服用している人は，適切に薬物を使用する方法を理解する
ことが必要です。2005年には，メサドンに関連した死亡が4,500件近く
ありました。1999年の5倍に増加しています。「処方の範囲で使用する
分には安全で効果的な薬ですが，誤った使い方をすると死亡することも
あります」と，パリーノは言います。「メサドンに関連する死亡の多く
は，鎮痛のためにメサドンを処方されていた患者に起きていると調査で
示されています」。近年では，鎮痛のためにメサドンを処方する医師が
増えました。2006年には，メサドンの処方箋が400万枚も書かれてい
ます。1998年には50万枚だけでした。

　患者は安全な薬の使い方をしっかりと理解する必要があります。そし
て医師は適切に安全に薬を処方する必要があります。薬の持つ鎮痛効果
は数時間で消失しますが，薬は数日間，血流にとどまります。患者は痛
みを軽減させるためにもっと薬を使いたがるかもしれません。そして，
追加して薬を飲みますが，薬物は血流中に致命的なレベルまで蓄積し，
呼吸が止まってしまうことがあります。

　メサドンの治療を受けている患者は，メサドンを他の薬物やアルコー
ルと一緒に服用する，いわゆる"毒のカクテル"の危険性を理解してお
く必要があります。一緒に摂取される薬物の組み合わせによっては，呼

吸抑制［監訳者注：延髄の呼吸中枢への薬物の作用により，呼吸回数が減少してしまうこと］や死を引き起こすことがあります。

私のメサドン治療の体験
❖ ポール，45歳

1990年代の終わりごろ，私は鎮痛剤にはまっていました。簡単な外科手術を受けて，痛み止めが処方されました。指示通りに服用していましたが，薬を飲んだ感じが好きになってきました。そして，薬を手に入れるためにいくつもの病院に行くようになりました。薬を手に入れることは簡単でした。欲しい薬を伝え，断られたら別の病院へ行きました。私はパーコセット，バイコディン，オキシコンチンのような薬を使っていました。

薬を使い果たしてしまうと，離脱症状が出ました。ひどく気分が悪くなりました。このときは，これは離脱症状だとわかっていませんでした。あまりに気分が悪くて救急診療所へ行ったこともあります。吐き気と頭痛がしました。自分に薬物の問題があるとわかるようになるまでの約3年間，私は鎮痛剤にはまっていました。

私はオピオイド依存に対するメサドンを使った治療について調べ，やってみたいと思いました。治療プログラムに参加しようと何度も試みましたが，それは簡単ではありませんでした。私の住む地域でプログラムに参加したい人の待機リストがありました。しかしついに，私は治療を始めることになったのです。私は5年間，メサドン治療を受けました。

薬はすぐに私を助けてくれました。離脱症状で具合が悪くなることはもうありませんでした。もっと鎮痛剤をもらうために医師に嘘をつくことで頭を悩ませることもありません。仕事に行って日常生活に戻ることができます。

はじめのうちはその日の服用をするために毎朝，メサドンのクリニックに行かなければなりませんでした。メサドンは液体の薬です。きちん

と約束を守る患者でいると，数ヶ月後に持ち帰りの薬を預けられます。この治療プログラムは非常に厳しく管理されます。たとえば，6回分の薬を持ち帰ったら，処方したクリニックはいつでも私に電話をして，メサドンを持参するように言い，抜き打ちの検査をすることができました。1日1回以上，使っていないことを確認するのです。

　私がメサドンの治療を受けている間に，カウンセリングに行くことと，アディクションについて学ぶことを始めましたが，これは非常に役に立ちました。アディクションは病気であり，性格に欠陥があるわけではないということを知りました。アディクションから回復するためには，教育が鍵になると思います。しかし，まだ依存している状態だと，教育に焦点を当てることは難しいという，キャッチ22のようなジレンマに陥ります［監訳者注：『キャッチ22』は，ジョーゼフ・ヘラーの小説。自分を精神に障害があるから除隊させてほしいと申し出た主人公が，自分で自分を精神障害だと判断できるのは，精神障害ではない，と判断されてしまい，除隊できないというジレンマに苦しむところから，こうした言い方が使われる。どうもがいても解決策が見つからないようなジレンマ，板挟み状態を指す言葉］。教育は病気を安定させるのに役立つので，教育を受けましょう。

　メサドンは私が人生を取り戻すのを手助けしてくれました。しかしメサドンを始めた5年後，サボキソンに薬を変えました。薬を変えたのは回復が安定してきたことと，サボキソンはメサドン治療の一部であるプログラムの構造がなくても処方することができるからです。

　私はオピオイド依存の効果的な治療法として，メサドンを支持しています。私は現在，メサドンの権利擁護団体の地域ディレクターをしています。私はこの薬を信頼し，正しく使えば人々を救う方法だと思っています。しかし，痛みのために自宅に処方薬を持ち帰る人たちのことを私は心配しています。もし誤って他の家族が服用してしまった場合，それが10代の子どもだったら，致命的な結果を招くかもしれません。

74　第Ⅰ部　アディクションに対処する

解毒治療

　解毒センターは，1990年代の半ばにアメリカで開設されはじめました。名前が示すとおり，それまでの伝統的な治療センターで行われていた解毒に要する時間に比べるとはるかに短い時間で解毒は急速に行われ，渇望感と離脱症状は解消しました。一般的な麻酔が効いているうちに解毒が行われるのは，オピエートアディクションの場合のみでした。

解毒の手順

　ある解毒治療を行う治療プログラムがテキサス工科大学健康科学センターにあります。慎重なスクリーニングの後に選ばれた患者は，オピエートをやめたいという決意を示さなければなりません。治療は集中治療室で行われ，身体状況と脳波を観察することができます。

　「緊張や興奮を引き起こす機能を抑える薬を与えて患者を眠らせていました」と，この解毒プログラムを率いるアラン・ケイ医師は言います。「準備ができたら，患者に全身麻酔を行います。それから患者に大量のオピエート拮抗薬かオピエートをブロックする薬を投与します」。それから6時間，患者が眠っている間に離脱が起こります。「基本的にはすべてのオピエートが脳の受容体から拭い取られます。患者は眠っているので人道的に行われます」とケイ医師は述べています。

　目が覚めたら，別の種類のオピエート遮断薬が投与され，半年間，経口摂取します。この薬は，渇望を軽減し，もし再使用してもその効果をブロックするようになっています。

　数多くのプログラムには，現在行っているカウンセリングも含まれ，再使用を回避する助けとなり，治療の一部です。解毒治療の費用は5,000〜15,000ドルくらいになります。

解毒は安全なのか？

アメリカでは何千もの解毒治療が成功していますが，数件の死亡例もあります。治療の安全性については論争になっています。医療やアディクションの専門家は，全身麻酔を使うときはいつでも死の危険性があると言っています。アメリカ依存症医学協会（The American Society of Addiction Medicine：ASAM）はこの治療を支持しておらず，その効果と安全性の両方を確認するために追加の研究を行うべきだと言っています。ASAM によると，リスクのほとんどは麻酔科医と処置を実施している他の医療従事者の経験と知識によるということです。

再使用の予防

いったん薬をやめたからといって，回復への道のりが終わるわけではありません。これは回復の始まりであり，再使用はアディクションには普通のことであると理解することが重要です。再使用とは，断薬期間の後にまた薬の使用に戻ってしまうことです。再使用予防におけるわが国のエキスパートの一人であるテレンス・ゴルスキーは，全国的に有名な回復と再発予防の専門家で，*Staying Sober*（邦題：『アルコール・薬物依存症の再発予防ガイド〜ソブラエティを生きる』星和書店）（www.tgorski）の著者でもありますが，薬をやめた人は断薬で起こる症状について知らないことがある，と言っています。ゴルスキーはこの症状を "急性離脱後症候群" とか "長期離脱症状"，または PAWS と呼んでいます。これには，明瞭な思考の不能，記憶障害，過剰反応や感情鈍麻，睡眠障害，身体的不調，ストレスに対する過敏さなどが含まれています。

ゴルスキーは，これらの症状に気づき，回復の初期にしばしば起こるものだと知っておくことが重要だと説明しています。PAWS を理解することは，再使用を防ぐために役立ちます。

もしあなたや周りの他の誰かが再使用してしまっても，あきらめるこ

76　第Ⅰ部　アディクションに対処する

とはありません。アディクションは慢性の病であり，回復した人のほとんどがしらふを維持できるようになるまでに再使用を経験しています。"スリップ" はがっかりすることではありますが，回復が終わってしまったと考えることはありません。

　「絶望的な依存症者などいません。再使用を防止する方法がわからない人がいるだけなのです」と，ゴルスキーは言います。「しらふでいる方法を学ぶというのは，技能訓練の経験を積むことです。自分の思考や感情，人間関係，行動をうまく扱うために，アルコールや薬以外のものを身につけることを学ぶ必要があります。再使用予防のセラピーは，アルコールや薬に戻る前に発している，目に見える警告のサインがあるという前提に基づいています」。

　ゴルスキーによると，再使用はほとんどが次のような "引き金" によって引き起こされているということです。

- 生活上のストレスや変化
- ストレッサーは思考の変化を引き起こします。古くて依存的な考え方をするようになり，感情の変化を引き起こします。
- 辛く，苦しい，制御不能な感情を体験します。
- このような感情は行動の変化を引き起こします。この感情に対処するために，自己破壊的で強迫的な行動を取るようになります。
- 自己破壊的な行動を許してくれる人や場所，物と付き合うようになります。

　ゴルスキーの PAWS モデルを考えたときに，再使用を防ぐために何ができるでしょうか？　離脱後の症状を管理するために，ゴルスキーは信頼できるサポートシステムを利用することを勧めています。愚痴をこぼせる人，ストレスから守ってくれる人，運動してたっぷりと休息を取り，栄養価の高い食事をするように勧めてくれる人のことです。

再使用を避けるために，他に何ができるでしょうか？　まず，再使用の警告サインとなる独自のパターンを明らかにすることです。回復した人たちは，全員がこの再使用の警告サインを認識していました。これは指紋のようなものです。誰もが持っているけれど，すべて異なるのです。自分の再使用の警告サインのリストを書き出し，安定した回復から，どのようにしてアルコールや薬物に向かわせるのかを説明してみましょう。他のところからも意見を求めてみましょう。回復途上の人は妄想的になっていたり，実際に人生で起こっていることを常に理解できるわけではないからです。

　「回復について学んだ最も重要なことの一つは，薬物やアルコールに依存していたからといって，これらの物質を安全に使えるわけではないということです」と，ゴルスキーは説明しています。「目標は，薬を使わない人生の生き方を学ぶことである必要があります。これを達成するためには，しらふの状態で，明確に，論理的に，合理的に考えるやり方を学ばなければなりません。しらふの状態で自分の感情や情動をどう理解し，何と呼び，どう付き合っていくかを学ぶ必要があります。そして，しらふの人間として，行動の制御の仕方も学ばなければなりません。アディクションを中心にした社会生活から，しらふを中心にした社会生活へと再調整しなければならないのです」。

　ゴルスキーによると，アディクションには，生物的依存，心理的依存，社会的依存の３つの要因があります。このうちどれか１つ，もしくはすべて同時に依存するようになります。生物的依存は薬物への依存の積み重ねにより起こり，耐性を形成し，離脱を引き起こします。心理的依存が起こると，思考や感情，行動をコントロールするために，薬物やアルコールに頼るようになります。これらの物質なしでは，明確に思考したり，感情を扱うことができません。自分の行動を自己制御できなくなります。社会的依存は社会との潤滑油，促進薬としてアルコールや薬物に頼るようになります。アルコールや薬物なしでは，普通の人間関係

危険！

再使用の危険の一つに，このような誤った迷信があります。耐性がついているので，依存症のピーク時と同じ量のオピオイドが使えるというものです。しかし，依存性のある薬物を数週間，抜いていたために，耐性は著しく低下しています。もし，以前と同じ大量の薬を服用したら，致命的な過量服薬となる恐れがあります。ショックを受け，途方に暮れた家族の多くはこう言います。「何ヶ月も薬を使っていなかったんです。よく薬をやっていたのですが，飲み過ぎて亡くなってしまいました」。

を維持することもできません。

薬物依存症のリハビリに保険が使えるのか？

アメリカでは，アディクション治療やその一部に対して治療費を負担する保険会社もあります。しかし，過去10年間，保険会社は，入院治療でも外来治療でも，支払いに対して非常に制限的です。

治療は費用対効果が高い

物質依存の治療は命だけでなく，社会的な経済損失も救済します。アメリカでは未治療のアディクションにより，年間3,000億ドルもの損失となっていると推定されています。これは毎年，一人当たり平均1,000ドルになります。これには，怪我や交通事故，犯罪，欠勤日数に対しての治療費などが含まれます。しかしもし国中の依存症者すべてに対して治療費を国が負担したら，一人当たりの平均的なコストは年に45ドルになります。

第 3 章　アディクションの治療　79

　薬物依存国立研究所による研究では，アディクション治療に 1 ドル投資することで，医療費と社会費用が削減されて 4 ～ 7 ドルの節約となり，労働生産性の向上でさらに 3 ドル取り戻すことができるとしています。つまりこの研究では，治療に投資された 1 ドルが社会に対して 7 ～ 10 ドルを返すと結論付けられています。

80　第Ⅰ部　アディクションに対処する

第4章
アディクションの治療をしている
医師の回復に関する考え方

　回復している人たちから，治療先をすぐに見つけられなかったとか，アディクションを理解していなかったり，診断できない専門家のところへ行ってしまったという話を聞くことがよくあります。結果として，まともな治療が遅れるのです。アディクションは最初に診断が必要で，それから治療に入る病気なので，薬物依存を理解し，治療法がわかっている専門家を利用することが重要です。

　この章では，数千人の薬物依存症者の治療に携わってきた，アメリカ依存症治療協会（ASAM）の依存症専門医など，アディクションの専門家の声を聞くことができます。ASAM はアルコール依存症やその他のアディクションの治療の改善に心血を注いでいる 3,000 名の医師による国際的な組織です。

アディクションは病気です

シドニー・スクノール医学博士（依存症専門医）
　今日の私たちの文化では，依存症者のことを 400 年前のてんかん患者と同じように扱っています。てんかん患者は何かに取り憑かれているとして火あぶりにされました。今日では，薬物依存症の人は特別な治療が必要な病気を抱えているのだと理解されています。アディクションの人は，糖尿病やその他の病気にかかるのと同じような病気にかかっている

のです。しかし多くの依存症者は，何か道徳的に悪いことをしているかのように見られます。まるで自業自得であるかのように。

私は，フィラデルフィア総合病院で研修医をしていた30年前より，物質乱用やアディクションに興味を持つようになりました。LSD使用による問題を抱えた若者を数多く診ましたが，誰一人として，どう治療したらよいか知りませんでした。

ほとんどの病気の治療法は一つではありません。つまりアディクションもたった一つの特別な治療法があるわけではありません。回復へ向かう一本の道ではなく，さまざまな道があるということです。皆に合う靴などありません。アディクションの分野で犯された最大の過ちの一つは，回復には一つのやり方があって，そのやり方をしないとうまくいかない，と仮定したことです。たとえば，すべての糖尿病患者にインスリンが必要なわけではありません。それに，インスリンを打っている人でも異なる薬を服用しています。同じ糖尿病であっても，病気の進行具合はさまざまです。同じことがアディクションにも言えます。アディクションは糖尿病と同じ慢性の病です。治療はできますが，完治することはできません。症状のいくつかはコントロールすることができます。ある人の生活を快適にすることはできても，他の人にも同じようにできるわけではありません。

アディクションを抱え援助を必要としている人は，アディクションの問題について診断やアセスメントのできる支援者を求めています。アディクションは，ほとんどの医師が治療の訓練を受けていない病なのです。

希望を持って

ルクレーア・ビッセル医学博士（依存症専門医）
私はアルコール依存症からの回復者です。なので，自分自身の回復途

上において，回復の問題に興味を持つようになりました。数年後，私は医学部へ行き，専任で依存性薬物を扱うようになりました。私の執筆や研究は，ほとんどすべて物資依存と薬物依存についてです。

　アディクションと闘っている人が絶望的に感じているようなら，患者が今現在，感情的に何を感じているのかを理解したうえで，回復した人の体験談を聞かせてあげましょう。感傷的にならずに共感することです。ひどく絶望しているようなら，自殺企図があったかどうか，何回くらいあったかを記録しておきます。うつの評価もしておきます。治療を受けるとしたら，事態が良くなるというひとかけらの希望を抱く必要があります。あるいはそうならないかもしれませんが。

　処方薬依存の治療は，アルコール依存の治療とはいくつか違いがあります。たとえば，多くの良心的な患者は，飲酒は良くないと考えますが，医師が処方した鎮静催眠薬なら良いと考えます。実際のところ，こういう薬はアルコールと同じ"仲間"なのです。しかし，薬はアルコールほど悪くはないと思ってしまうのです。

　このような依存症者は，トレーニングを受けていない医師では見抜くことは困難です。患者が清潔な白いシャツをきて，きれいな爪をしてやって来たら，つまり，典型的な薬物依存者でなかったら，ほとんどの医師は，患者がアディクションであると思わないでしょう。アディクションの診断は社会的地位や階級によって下され，早期には診断されず，遅くなってからされます。

　もしあなたが回復途上にある薬物依存症かアルコール依存症であるなら，依存性のある処方薬やアルコールの入った咳止めシロップを出されないように主治医に伝えておくことが重要です。医師は薬を出す前に，患者の病歴を聞いておくことが非常に重要です。可能な限り短い期間，そして最小限ですが，これらの依存性のある薬を使う必要があります。

　長年にわたり，私はアルコール依存症から素晴らしい回復を遂げた患者にたくさん出会いました。しかし彼らは病院に行き，鎮静剤や精神安

第4章 アディクションの治療をしている医師の回復に関する考え方 83

定剤をもらっていました。気分の変動があると，結局またその薬を飲み始めるのです。このようなケースで，鎮静剤を服用してから2〜3杯のお酒を飲み，非常にリラックスしたとします。しかし数時間のうちに，最初より緊張するような状態になってしまいました。これはリバウンドで，離脱症状である最初の症状の再発なのです。患者にはこのような激しい気分のアップダウンがあります。もしあなたがアルコール依存症なら，あなたの体は，すでに，こういう不快なときに自分ができることをとてもよくわかっているはずです。それはもっと薬物を使うことです。

　アディクションではない人が精神安定剤を使うことについてはほとんど触れずに来ました。たまに使う分には非常に安全な薬であるという情報はたくさんあります。しかし，すでにアルコールや薬物の問題を抱えた人にとっては，他の気分を変える薬を使い始めるというのは良くない考え方です。

　私は依存性のある薬について注意を促すために，この言葉をいつも使います。「薬を使うと感じ方を変えてくれるかもしれませんが，それは本当に気分が良くなったわけではありません。気をつけてください。それは使ってはいけないものかもしれません」。

　きちんと薬を使うことができる人も何千人もいるということを強調しておきましょう。しかし，依存性のある薬を扱う医師としては，長年にわたり，死傷者だけを見てきました。ほんの数錠だけ飲んで，上手に薬を使っている患者を見たことがありません。大変なことになって，助けを求めて私のところへ来た人ばかりです。処方薬依存から回復しようとしている人にはこう言います。「我慢しましょう。良い気分になるまでには時間がかかるかもしれません。これはベンゾジアゼピンで非常によく見られます。例えば2ヶ月クリーンでいられても，気分は良くならないかもしれません。がっかりして薬を飲むのは簡単です。しかしここは耐える必要があります。我慢もそう悪いものではありませんよ」と。

　家族と考え方を共有したいと思っています。私は仕事で愛する人のア

ディクションのために深く傷ついている家族にたくさんお会いします。家族や友人がアディクションに対処しようとするときには，いくつかのことを理解しておく必要があります。1つ目は，彼らが問題の原因なのではないし，一人では解決できない，ということを，家族や友人は理解しなければならないということです。依存症者に責められても，彼らには責任はないということを理解しなければなりません。

同じように重要なのは，安易に依存症者を病気にとどまらせておいてはいけないということです。いつも刑務所から子どもを出すために罰金や保釈金を親が払うというのはイネイブリングです。依存症者は，自分の行動の結果に向き合わなければなりません。

もう一つ重要なことは，治療中の場合には医師が患者にどう話しているかを家族が知っておくことです。例えば，患者が診察を受けてから自宅に帰り，医師から一杯なら飲んでもいいと言われたとか，たまになら少し薬を使ってもいいと言われたとか家族に言うかもしれません。医師は完全な断酒や，気分を変える薬への依存すべてを断つことを勧めているということを，家族が知っているかどうかが重要になります。

ベンゾジアゼピンに注意

ロナルド・ガーシュマン医学博士（依存症専門医）

私は20年間，個人開業の精神科医として働いてきました。私はほとんどを薬物依存症の治療に費やしてきました。約10,000人のアルコールや薬物の問題を抱える患者の治療に携わり，約1,500人の患者のベンゾジアゼピンの解毒を行いました。これが私の治療の中心でした。

患者を治療するようになり，私は2つのパターンがあることに気がつきました。1つは，処方薬の使用でアディクションとなっている，本質的な薬物依存症者です。こういう患者は自分は他の依存症者とは違うと思っています。過量な薬を誤魔化したり騙したりして手に入れていて

も，処方薬は正当なのだと考えているのです。2つ目は，“無意識”で，“医原性”のアディクションです。このような患者は，正当な理由で（特にベンゾジアゼピンを）処方されています。しかし，それが長期間にわたるうちに，アディクションになっていきます。

　このようなアディクションはどのようにして引き起こされるのでしょうか？　ベンゾジアゼピンは少し置いておいて，オピエートを見てみましょう。これは通常，疼痛の治療に使われます。オピエートを処方されると，薬によって身体的な痛みが軽減しますが，同時に感情的な痛みも和らげてくれます。この感情の痛みを和らげるために薬を使うことで乱用の問題が起こります。

　厳密に身体的な痛みを和らげるためだけに薬を使っているなら，身体的な痛みがなくなればほとんどの患者は薬をやめるでしょう。しかし，落ち込んでいたり，不安があったり，人生が惨めだと思っていると，身体的な痛みが良くなってからも薬を使うことが問題となってきます。感情的な痛みはまだ存在し，その痛みを癒したいと思います。これまでの経験から，これはかなり明らかなパターンですが，身体的な治療が終わってから，どの患者が感情的な痛みのために薬を求めるのかを見分けるのは簡単なことではありません。

　アディクションの治療は，使っている薬の性質により全く異なります。たとえば，ベンゾジアゼピン依存の治療はバイコディンやコデインといったオピエートの治療とはかなり違っています。

　離脱症状を管理したり再使用を防ぐことは，問題の核心と言えます。オピエートの解毒は，約7〜10日かかり，外来通院で行うことが普通です。私は解毒のために約8種類の異なる薬を使います。使用した薬の中には，オピエートブロッカーがありました。これはもし患者が再使用してしまったときに，オピエートが“働かないように”防いでくれる薬です。また，うつが深刻で，それが再使用の主な原因となっている場合には，抗うつ薬を使うこともあります。そして，カウンセリングも行

い，しらふの人生を歩めるように学んでもらいます。これはやるべき仕事の心と魂とも言える核心の部分です。患者のモチベーションが高ければ，解毒は通常はうまくいきます。

しかし，ベンゾジアゼピンの解毒はもっと難しいです。より長く，だいたい6～8ヶ月かかります。回復の過程において，進行する絶え間ない離脱により普通の生活ができなくなることがあります。この薬への依存がもたらす影響として，結婚生活の破綻や失業，入院などがあります。残念なことですが，自殺は唯一，最も重篤な副作用と言えるでしょう。

よくあることですが，医師はこの離脱症状について理解していません。患者が1年間，薬を飲んでいても，医師は「この薬はもう必要ないでしょう」と言って終わりにします。数日の間に患者は体調を崩し，医師と患者は"昔の精神的な問題"がぶり返したのだと考えます。患者は入院し，薬を処方されます。このサイクルが繰り返されるうちは，依存の問題の根底にたどり着くことができません。

ベンゾジアゼピンが不適切に使われ，患者がアディクションになったら，耐性が形成されて薬が効かなくなります。また，長期間使用すると，治療に使われていた状態を悪化させる可能性があります。何が起こるかというと，薬の血中濃度が服用の間で低下することで，すぐに禁断症状を引き起こすようになります。薬はその効能を失い，離脱が以前の3～4倍もひどい症状を引き起こすのです。

ベンゾジアゼピンは急激な不安やパニック発作に短期間使用することが適切だと私は思います。短期間というのは2～3週間くらいで，最長でもそのくらいまでをお勧めします。

ベンゾジアゼピンを使う責任とは

デイビッド・ミーリー医学博士（依存症専門医）
ベンゾジアゼピンの使用については，医学界でも意見の相違がありま

す。ある人はベンゾジアゼピンを使い過ぎだと言い，別の人は反対に，患者が依存するという懸念から十分に活用されていないと言います。

　国によっても意見は異なります。イギリスでは，ベンゾジアゼピンの使用はごく短期間に厳しく制限されています。アメリカでは，乱用になるのではないかという恐れが誇張され過ぎて，アディクションに対する不安のために適切な使用の機会が奪われてしまっています。

　これらの薬はアルコールのようなもので，誰もが不適切に使用するわけではないと私は考えています。リスクとベネフィットを注意深くはかり，依存のリスクが高い患者を確認するための慎重なアセスメントが行われる限り，長期の使用も受け入れられると考えています。

　患者にアディクションのリスクが高くなくても，まだその薬は患者に必要かどうか，医師は常に薬の使用を定期的に見直すべきです。患者がアディクションにならないからと言ってむやみに処方されるべきではないと思います。他に対処法があるはずです。

　もちろん，治療用量のベンゾジアゼピンを一定期間服用している人は誰でもその薬に耐性を示すようになるため，徐々に薬を中止しなければならなくなります。突然やめると離脱症状を引き起こします。しかし，誰もが入院して解毒しなければならないということではありません。

　困るのは薬の使用がエスカレートしてしまった人たちです。多量の薬を飲み，回復するための環境に乏しいことがあります。感情的なサポートを欠き，再使用の衝動制御が不十分です。衝動的な薬の使用を止めるためには，薬をやめる動機と，個人的な資源と環境的な資源の両方があれば，ほとんどの人はもっとうまくいくでしょう。

　アディクションについて，2つの基本的なことを理解しておく必要があります。1つは，アディクションは薬を使っているその人だけでなく，家族や友達など，周りの人にも影響を与えます。なんらかの形でアディクションに影響を受ける家族がほとんどです。また，問題を抱える人は問題があるということを認めることが必要です。家族や周りの人

88　第I部　アディクションに対処する

は，その人に直面し，誤った助けをしないことでその人の役に立つことができます。

　合法的に薬を手に入れた患者は，服薬の量が増え，薬に依存するようになっても，自分の問題を認めることが難しいことがあります。医師が言った通りにしていると言います。自分がアディクションだとは思っていないのです。われわれは薬物使用が生活に悪影響を及ぼしていることに気づいてもらえるように患者に働きかけます。医師がアディクションになっていると判断して処方を止めると，治療を受けにやってくる患者もいます。治療の案内をされないと，患者はどうしたら良いのかわからないまま取り残されてしまうことがあります。

　回復を成功に導くものは何でしょうか？　誰でも成功できます。しかし，回復の難易度はどれだけダメージをすでに負っているかによります。仕事や家族，健康を失っていますか？　失っているものが多いほど，回復は難しくなるのです。

　アディクションからの回復は，他の慢性疾患からの回復に似ています。自分のケアができているか確認しながら，病気を監視していく必要があります。これは，なんらかの回復プログラムに参加し続けるということです。残りの人生を毎日，サポートグループに行くということではなく，再使用を警戒し続け，注意を保つために，サポートグループやその他の方法を利用するということです。

　少しの援助で回復できる人もいます。すべての人に治療が必要なわけではありません。自分が問題を抱えていることに気づき，何かをやろうと決めることができる人もいます。しかし，ほとんどの人は援助を必要としています。

　依存症者が回復につながらない場合でも，その家族は回復できます。家族は依存症者の課題に取り組むのを止め，世代間連鎖を止めることを学ぶことができます。

　つまり，薬物に依存している人は，まず自分が病気であることを認

第4章　アディクションの治療をしている医師の回復に関する考え方　89

薬物依存のステージ

ステージ	説　明
不使用	薬物の使用を始めていないが，興味はある
問題のない使用	使用による悪影響はない
ハイリスクな使用	使用は頻繁で，量も多く，使い方が危険
問題のある使用（もしくは乱用）	いつもの使い方から初めて悪影響が出る
薬物依存：初期	取り返しがつく程度のそれほど深刻でない
薬物依存：中期	悪影響があるが，薬の使い方を変えようとはしない
薬物依存：末期	取り返しがつかないような悪影響があっても，薬の使い方を全く変えようとはしない

出典："Finding Substance Abusers" by M.P. et al.,1984. *Family Medicine Curriculum Guide to Substance Abuse*（Society for Teachers of Family Medicine, Kansas City, Missouri）. Reprinted by permission.

め，次に再使用の危険性を認識し，最後に，再使用に向かわせるようなストレスや問題への対処法が必要なことを理解することです。アディクションは慢性疾患であり，モラルの問題ではありません。審判ではなく，治療が必要なのです。

アディクションと否認

パトリック・ダルトン（認定アディクションカウンセラー）
私が会うのは外来患者です。そのほとんどが処方薬依存です。効果的

90　第Ⅰ部　アディクションに対処する

な治療のために，患者には飲んでいる薬についてのすべての情報を正直に話してほしいと思っています。患者は，アディクションの問題について気づいていない医師から薬をもらっていることがしばしばあります。医師は潜在的なアディクションの問題を理解せず，患者の痛みだけを取り除こうとします。患者にアディクションの傾向があると，火に油を注ぐようなものです。

　このような処方薬依存症は，アルコール依存症とは考え方が異なります。私が治療した患者のほとんどが，薬を手放すことに抵抗を示しました。合法的に医師から薬をもらっているので，半ば正当化しているのです。ストリート・ドラッグ［監訳者注：街角で売人から買う薬物］を使っているという汚名は着せられていません。それゆえに高い確率で再使用を引き起こします。この否認に加え，処方薬依存の人は薬なしで物事に対処できないという強い怖れがあります。"医師探し"をして，常に薬が自分を癒してくれることを求めています。

　なかには自分がアディクションの傾向にあることを理解していない人もいます。合法の薬にはまっている人です。このような人は，生活に悪影響が出始めないとわからないのかもしれません。何かしらの薬を使い，一度でも生活に悪影響が起こったら，それは一線を越えてアディクションになっています。依存の傾向に気づいた人は，治療者にいつでもそのことを相談してください。

アディクションのリスクを理解する

シーラ・ブルーム医学博士（依存症専門医）

　痛み止めや鎮痛剤を飲む人がすべてアディクションになるわけではありませんが，薬を飲む人はアディクションになる可能性について注意喚起をされるべきでしょう。私の体験では，これらの薬のアディクションになる人はいくつかのカテゴリーに分けられます。

第4章　アディクションの治療をしている医師の回復に関する考え方　91

　最も一般的なのは，アルコール依存症なのにそのことに気づいていない人です。アルコール依存症とは診断されず，不眠，緊張，注意散漫などの関連する症状として見られます。そして，依存性のある薬が処方され，患者はアディクションになっていきます。

　同じように不幸なのは，アルコール依存症から回復した患者で，他の薬の依存性について知らず，その薬のアディクションになってしまうことです。こういった人たちは初期の段階で，治療や自助グループなしに自力で回復することもあります。非常に多くの人がそうしています。しかし，こういう人たちは治療プログラムを受けていないために，別の気分を変える薬については教わっていないかもしれません。このような知識を持つことで，自力で回復する人たちが，さらなるトラブルから救われる可能性があります。

　ある男性のことを思い出します。回復したアルコール依存症の男性でしたが，肩を脱臼したのです。彼は自力でお酒をやめていたので，自分がアルコール依存症だと認識していませんでした。痛み止めにコデインとタイノレールを処方されたのですが，彼はそれにはまり，ついに命を落としそうになりました。

　回復したアディクションの人は，依存形成性の薬は処方しないで欲しいと，歯科医も含めたすべての医師に伝える必要があります。もし医師にこの薬は依存の問題を引き起こさないと言われたとしても，薬の依存の危険性について薬剤師に確認しましょう。

　他に依存の影響を受けやすい人としては，精神的な苦痛や混乱をたくさん抱えた人がいます。一度でも鎮痛剤や精神安定剤を処方されると，それに依存するようになります。以前に薬に依存したことのない人にとってアディクションの最初の症状とは，薬が非常にかけがえのないものになるということです。常に薬を持っているかを確認します。すぐに補充をするので，薬を切らすことはありません。薬に救われ，薬は世界で最も素晴らしいものだと考えています。

92 第Ⅰ部 アディクションに対処する

　何か感情に障るようなことがあると，いつもより多く薬を飲み，気分を良くします。このようにして服用が増えていきます。こうなると用心深くなって，医師にはどんな風に薬を飲んでいるのか言わないようになります。医師が処方の必要性を認めずにやめてしまうことを恐れているのです。そして，否認や合理化をして，薬を使うことを正当化し始めます。それから，薬を失くしたとか，旅行に行くから余計に薬が必要だとか言って，医師を操作しようとするかもしれません。こういうやり方は短期間しか使えないので，別の医師に切り替えなければならなくなります。そして確実に診てもらえる医師を5〜6人持っています。医師に予約を入れるときには，何の薬が欲しいのか正確にわかっています。

　乱用から依存になるポイントがあります。乱用では，薬の影響下で運転をすべきではないのに，薬を飲んで車の運転をするような，危険な使い方をしがちです。乱用の時点でやめられる人もいますが，そこでやめられないとアディクションに移行していきます。

　処方薬依存は治療可能な病だという，希望のあるメッセージを私からみなさんに送ります。アルコールや違法薬物よりも処方薬への介入は困難なことがあります。患者は治療が必要だとは全く思っていません。しかし，治療を受けることで，生産的な生活に戻ることができます。回復は可能なのです。

楽しみのない依存症者

ハワード・ハイト医学博士（依存症専門医，疼痛専門家）

　治療を必要としている人が援助を受けることに消極的な場合，私はこのように尋ねます。「楽しい時間を過ごしてる？」。患者はこう聞かれるとびっくりします。周囲には楽しそうに過ごしていると思われていても，実は本当はそうではないことを自分ではよく知っているからです。楽しく過ごしていないということを思い出してもらいます。

郵便はがき

168-8790

（受取人）
東京都杉並区
上高井戸1—2—5

星和書店
愛読者カード係行

料金受取人払郵便

杉並南局承認

767

差出有効期間
2020年11月
30日まで

（切手をお貼りになる
必要はございません）

ご住所（a.ご勤務先　b.ご自宅）
〒

（フリガナ）

お名前　　　　　　　　　　　　　（　　　）歳

電話　　　　　（　　　　）

★お買い上げいただいた本のタイトル

★本書についてのご意見・ご感想（質問はお控えください）

★今後どのような出版物を期待されますか

ご専門

所属学会

〈e-mail 〉

星和書店メールマガジンを
(http://www.seiwa-pb.co.jp/magazine/)
配信してもよろしいでしょうか　　　　　　（ a. 良い　　　b. 良くない ）

図書目録をお送りしても
よろしいでしょうか　　　　　　　　　　　（ a. 良い　　　b. 良くない ）

第4章　アディクションの治療をしている医師の回復に関する考え方　93

なぜそうなのでしょうか？　まず毎朝，目が覚めると，もっと薬をもらえるように医師を利用できるか，非常に高価な薬を不法に入手できるかと，薬を手に入れることで頭がいっぱいです。次に，薬物探索行動のために，生活の質が貧しくなっています。なので，楽しい時間も過ごしていません。この処方薬という習慣はお金がかかり，人を駄目にし，びくびくとしていなければならないものなのです。そこで「回復のプログラムをやってみない？」と聞いてみます。たいていの人が最終的には同意します。

回復にとどまるためにやらなければならない変化について説明します。変化することが困難な早い時期に，この宿題を出すのです。

「家まで車でどのくらいかかりますか？」と聞いたら「30分」と答えるかもしれません。

「1時間くらいかけてゆっくり家に帰ってみてください。家に帰る道すがら，目にした恐竜の数を数えて帰って欲しいのです」。

「実際には恐竜は適応せずに生き残りませんでした。あなたもこの地球で生き延びたければ，人生に適応し，変化していく必要があります。私はあなたを援助したいと思っていますが，それにはやらなければならないことがあります」。

もし共に取り組むことを選んだら，まず詳細な治療歴を聞きます。圧倒的多数が善人で堅実で知的な人たちです。しかしその歴史の中で，睡眠障害，うつ，未診断で未治療の精神疾患などが見つかることがあります。こういった根底にある問題が，薬を過度に使いアディクションになる原因の一部になっています。私は何が起きたのかを検証し，身体が薬に慣れてきたり，身体的依存を起こすようになった理由を説明します。

ザナックスのようなベンゾジアゼピンについて考えてみましょう。私は患者に，長時間作用型のベンゾジアゼピンに切り替えて，ザナックスから安全に切り離すことができると説明します。ザナックスのような短時間作用型のベンゾジアゼピンは“電源スイッチ”と呼ばれているも

94　第Ⅰ部　アディクションに対処する

のだと伝えます。ザナックスの血中濃度は，正の強化（陽性強化），渇望，そして生物的，心理的変化を与え，気分のオフとオン，アップダウンに影響します。この渇望は短時間作用型のベンゾジアゼピンで，ぜんまい時計のように湧き起こります。依存性のある薬のほとんどが短時間作用型です。

　それから，脳の同じ受容体に入る，同じクラスの別の薬に切り替えたいと説明します。ここでは長時間作用型の薬を使います。そうすれば受容体部位から脱落せず，24時間とどまるでしょう。それからゆっくりと服用を減らし，薬の緩やかな減少に脳が慣れるようにします。そして薬を中止します。急にベンゾジアゼピンを中止したりはしません。離脱発作を引き起こすからです。

　また，治療歴に睡眠障害や感情の問題があることを指摘しましたが，そのことについてさらにこう説明をするかもしれません。「不安や落ち込みがあるようですね。この治療を受けている間は，別の薬を使ってみてください。依存性のない薬で，睡眠の問題を解決してくれるものです」。

　ここでは行動を変えることの重要性について強調します。以前はストレスがあると，この患者は薬に手を伸ばして自分を調整してきました。私は"思考・感情・行動について代わりを考える日記"と呼んでいるものを紹介します。薬を飲む必要があると感じたときに何があったのかを記録するように言います。「ザナックスが飲みたい。なんでだろう？　悲しいんだ。ザナックスを飲もう。でもちょっと待って。代わりにできることはなんだろう？　大切な人のところへ行って話をすれば，抱えているこの厄介なものが解決できるかもしれない」。

　治療の一部として，訓練されたセラピストを連れてきて，"引き金"，つまり薬を使いたくさせるストレッサーの特定とその扱い方に取り組むこともあります。こうやって回復のプロセスは進んでいくのです。

　要するに，回復のプロセスとはこんな感じです。あなたの脳には，

薬がもたらす感覚を好む，強力な原始的な部分があります。私はここ
を"ダーク・エンジェル"と呼んでいます。"ホワイト・エンジェル"
は，脳の思考，感情，行動を司る知的な部位です。破壊的な行動につな
がる機能不全の引き金に対処するために，このホワイト・エンジェルを
使うことが課題となります。

アディクションの警告サイン

ディビッド・ガストフレンド医学博士（依存症専門医）

　私の診ている患者の約15％が処方薬依存だと思います。私はさまざ
まな患者を診ています。ある層に，パニック障害の治療でザナックスの
ようなベイリューム（バリウム）の一つを処方されている患者がいま
す。彼らは，はじめのうちは薬で安心感を得られていましたが，しだい
にそこに達するために薬を増やす必要が出てきます。薬をやめたいと
思っても，そこから抜け出すのは困難です。これはアディクションでは
なく生理的依存の話で，正しく安全に使用している場合でもよく起こり
ます。治療とは，薬を漸減すること，望ましい行動を患者に教育するこ
と，中程度の離脱症状への対応法について教えることです。これが私が
出会ってきた問題の中で最も共通するものです。

　また別の層として，アルコールやコカイン，薬物に完全に依存してい
て，ハイになるために強迫的に薬を求めている人たちがいます。この人
たちは，違法薬物と合わせて処方薬を使います。ヘロインが手に入らな
かった場合に，処方されたオピエートやベンゾジアゼピンを代用するの
です。彼らの依存は強く，医療関係者に対して操作的で，病気のために
秩序を破ります。複数の医師に対して詐病を使うこともよくあります。
このような患者は氷山の一角ですが，死亡，救急治療室の使用，盗難，
自動車事故，銃の事故，薬物取引などの非常にコストのかかる問題でも
あるのです。

96　第Ⅰ部　アディクションに対処する

　私が診てきたもう一つの層は，処方薬をもらっていて，心理的な問題も抱えており，しかし最初のうちはそれが明らかになっていなかったような人たちの一群です。このような問題には，他人への依存や，ストレス下での衝動性，パラノイア［監訳者注：ある妄想を始終持ち続ける。誇大的，被害的，恋愛的なものなどさまざまである。妄想症］の問題が含まれます。このような患者にとっては，ある薬が生理的，心理的依存を生み出すことになります。これがアディクション，強迫的使用のサイクルの始まりです。その結果，犠牲を払ってでも物質を使用したいという衝動となります。

　遺伝的にアルコール依存症に非常になりやすい人がいることがわかっていますが，抗不安薬や処方薬への依存の遺伝的ななりやすさについての信頼できる研究がありません。しかし，遺伝的ななりやすさの存在を推察した研究ならあります。多くの薬にアルコールと同じ生理的効果があるからなのです。

　この層の患者たちは，主治医が過剰に薬を処方するように操作されていたと気づくと，われわれアディクション専門家のところへ紹介されてやってきます。主治医は完全に薬を切りたいとは考えておらず，アディクションの専門家にコンサルテーションを求めます。

　処方薬の使用が問題になりつつあることを示す警告サインがあります。アディクションの問題はこんなときに起こります。

- いつもと同じ量の服薬では効かないと感じ始めたとき。
- 次の服用の時間が来る前に，効き目が弱まっていると感じたとき。
- 薬の効果が症状の緩和以上のものになったとき。興奮やハイな状態にはいくつかの度合いがあります。これは，服用が過剰だったり，安全に長く使うには薬が早く効き過ぎている可能性を示しています。
- 薬を飲んで数時間以内に落ち着いた気分になったり無気力になる

とき。これは服用が過剰である証拠です。

- イライラして睡眠の問題があるとき。薬が短時間しか効かないため，睡眠のサイクルの間に軽度の離脱症状を起こしているかもしれません。
- 薬が効いて初めて特定の仕事を実行したり，特定の活動（車を運転したり，パーティーでの付き合いなど）をこなすことができるとき。この感覚が時間と共に増していきます。

　もしこういった警告サインに気づいたら，医師に話しましょう。アディクションの専門家にコンサルテーションすることも考えましょう。また，過去の物質使用に関する使用歴や家族の使用歴も振り返りましょう。両親，祖父母，兄弟姉妹に薬やアルコールのような物質について問題はありましたか？

　患者に薬物の問題が起こったら，その責任を自分で取り，援助を受けることをわれわれは期待しています。多くの患者は薬を切られて苦しむのではないかという恐れから，自分の薬物問題について人に聞こうとしません。しかし，適度な量を倫理的に処方するためにも，医師は患者に治療のパートナーになって欲しいと考えているのです。

サポートグループが孤独を遠ざける

ジェフ・ボールドウィン薬学博士（Pharm.D）（薬学准教授）
　アディクションを定義するのは薬やアルコールの量ではないということを理解することが重要です。たとえば，一日にビール１杯というアディクションの女性に会ったことがあります。一方で，一日にビール１ケースというアディクションの男性もいました。より適切な定義としては，「薬物が生活上に悪影響を与えたことがあり，それを使い続けていること」と言うべきでしょう。

98　第Ⅰ部　アディクションに対処する

　いったんアディクションになったら，12 ステップやサポートグルー
プのミーティングにまじめに通うことが回復のために最も大切なことの
一つであると私は思っています。最初に 12 ステップグループへ行って
回復した人は，回復の途上で薬物治療が必要になることもあると知って
おくと良いでしょう。このミーティングに参加している人は，善意から
なのですが，気分を変える薬を飲んでいると，それは"クリーン"では
ないと言うかもしれません。私はこれには賛成できません。実際に，約
40％のアルコール依存症やその他のアディクションの人たちが，2 つの
病名の診断を受けており，うつ病や双極性障害のような，薬物療法を必
要とする，臨床的に明らかな精神疾患を抱えています。抑うつから気分
を持ち上げたり，頭の中で叫ぶ悪魔を黙らせたりするために抗うつ薬を
必要としている人もいるのです。
　また，このことを理解しておくことも大切です。依存性のある薬をや
めた人がその後の人生で，手術の後の痛み止めのような，医学的な理由
で規制薬物［監訳者注：法や規則により使用が制限される薬］を使用しな
ければならないことがあるのです。薬を使用する，ということは死刑宣
告ではありません。しかし，医療の専門家と患者によって注意深く扱わ
れる必要があります。患者は必要以上に薬を与えられるべきではありま
せん。そしておそらく一番いいやり方は，それが再発であるかのように
取り扱うことです。患者は薬を過度に使うか，使わないかを決めるコン
トロールを喪失すると思い込みますが，これはコントロールされた再発
であり，薬物探索行動ではないということです。
　もし依存の問題を抱えていたら，アディクションを理解している医師
を探しましょう。アディクションを理解している薬剤師も必要です。た
とえば，処方箋なしで風邪薬を買う場合，薬剤師は安全なものを選ぶお
手伝いができます。
　それから，アディクションだった人は別の物質に依存することから免
れられるわけではないということも知っておく必要があります。これに

第4章　アディクションの治療をしている医師の回復に関する考え方　99

はアルコールも含まれます。アルコール依存症になったことがなくても
です。アルコールが危険であるということを受け入れることは難しいよ
うです。しかし，気分をコントロールする薬に依存していた人は，ア
ディクションにかかりやすい脳化学構造を持ち合わせており，アディク
ションになるリスクにさらされているのです。

　アルコールを飲むことで，薬物の再使用につながります。アルコール
は抑制を下げ，再び"使う"ことになりかねません。薬物からアルコー
ルへ，その逆もありますが，依存の対象が変わることはよくあることで
す［監訳者注：いわゆるクロス・アディクションである］。

　回復した人は再発を予防するためのカウンセリングについて知ってお
くと良いでしょう。これには，回復した人が，差し迫った再発の早期の
警告サインを認識できるように教える役割もあります。再発は単に突
然，薬を手に取って飲むということではありません。再発は出来事の積
み重ねなのです。再発に向かう負のスパイラルに導くものが何であるか
が，普通は自分でわかるものです。たとえば，不安を感じ，性的な行動
を起こしたり，浪費したり，嫌がらせをしたりする場合もあります。こ
れらはサポートミーティングに戻って話をする必要があるという警告サ
インかもしれません。孤立し始めると再発が起こるのです。

100　第Ⅰ部　アディクションに対処する

第5章
家族へのサポート

　アディクションに苦しむ当事者1人の背後には，その依存症者の病状に一喜一憂する家族や関係者が少なくとも5～6人はいると言われています。それらの人々が依存症者以上に苦しんでいることもめずらしくはありません。愛する家族や親友が恐ろしい処方薬の力で破壊されていくさまを，ただ見ていることしかできず苦悩しているのです。アディクションは家族の病気です。家族や周りの友人たちをことごとく巻きこみ苦しめます。この病気がもたらす苦しみや混乱からは誰も逃れられないのです。アディクションを患う親に育てられた子どもは，ほとんどの場合といっていいほど，生涯にわたり消えることのない心の傷を負うことになります［監訳者注：アダルト・チルドレンに関するクラウディア・ブラックのいくつかの書物がある］。しかし，依存症者を救うために，家族にできることはあります。そして苦しみぬいた家族のぼろぼろに傷ついた心を癒す術もあるのです。

家族全員を苦しめるアディクション

　家族や友人たちは，問題なのはアディクションを抱える患者本人だけだと考えがちです。しかし，薬物乱用者の行動は，その周囲にいるほぼすべての人々の感情を疲弊させてゆきます。あなたが大切に思っている相手が，アディクションの罠に深くはまり込んでゆくのを止めるために

アディクションがもたらす弊害

　薬物の乱用は，以下のようなたくさんの問題を引き起こします。暴力，親子の不和，失業，絶望感，金銭的問題，一人親の家庭，育児不安，問題の多い異性関係，子どもの情緒や行動における問題。薬を手に入れるために盗みを働いたり，薬でハイになった状態で犯罪を犯したりするため，刑務所に行く羽目になることも珍しくありません。

　　　　　　　　　　　　　　　　——国立衛生研究所による報告

は，アディクションの本質をしっかり理解することが必要なのです。

　家族の中に依存症者のいる方なら，その状況がもたらす精神的苦痛や絶望感について説明する必要はないでしょう。家族に依存症者がいることを，恥ずかしく思い，知人や親戚に知られることを恐れます。依存症者と共に暮らしていると，困惑や不安など多くの精神的苦痛に苦しみます。うつ状態になることも珍しくありません。

　多くの専門家は，アディクションは家族全体に，ある種の「狂気」または「精神的混乱をもたらすもの」と表現しています。依存の対象が処方薬である場合，この狂気は，さらに激しいものとなります。家族の精神状態の乱れも著しく顕著になります。最初は，必要だからその処方薬を服用しているのだと，家族は信じています。しかし，服用の仕方が乱れてくると，徐々に疑問を感じ始めます。医師は，この状態を知っているのだろうか，もし知っているなら，なぜ医師は，この薬を出し続けるのだろうか？と思い悩みます。

　さらにやっかいなのは，薬の出所が，怪しげな密売人ではなく，多くの場合，医療に携わる専門家であることです。最終的には処方薬を乱用している本人に責任があることはわかっていても，人々の病を治し，命を助けるはずの医療システムが，大切な人の人生を破壊するような薬を

渡し続けることに疑問を感じるのは当然でしょう。

依存症者へのイネイブリング

　依存症者の周囲にいる人々は，家族の不和，台無しにされる休日，警察沙汰，失業，金銭問題，交通違反や事故など，多くの修羅場を経験させられます。自分にとって大切な人が壊れてゆくのを，どうしても食い止められない無力感には，壮絶な心の痛みが伴います。そして私たちの多くは，そんなとき，本人のためだと信じて，依存症者が起こした問題の後始末をしてしまいます。アディクションという疾患の本質を理解せずに，単純な愛情や思いやりの気持ちで対応してしまう家族や友人は，多くの場合，間違った行動をします。依存症者を**イネイブリング**してしまうのです。イネイブリングとは，問題を起こした本人がするべきことを，代わりにやってしまう行為です。

イネイブリングの２段階

　依存症者の行動によって起きた問題を，家族や友人が過小評価することをイネイブリングと呼びます。イネイブリングには２つの段階があります。「知らず知らず」の段階と，「必死」の段階です。

　知らず知らずのうちにイネイブリングしている段階というのは，「この人は，今，困難なことをいろいろと抱えて大変なときなのだろう」と考え，依存症者が起こした問題の後始末や尻ぬぐいを，家族や友人がしてしまう状態です。起こした交通事故の本当の原因はアディクションなのに，そのことは追及せずに，罰金などの肩代わりをしてしまうケースなどは，その一例です。そして，そのイネイブラーは 「私の愛するジェフ（またはメアリー）を，スラム街の薬物中毒者と一緒にしないで！」と言い放つかもしれません。

　必死にイネイブリングする段階で，次から次へと問題を起こす本人を

見て，周りの人々は，いつかその人が本格的なアディクションを患っていると認識します。そして，刑務所に収監とか，失業とか，最悪の事態を避けるためのさらなるイネイブリングへと発展してゆきます。家賃を肩代わりしたり，病院代を払ってあげたり，依存症者が起こす顛末への尻ぬぐい行為がエスカレートしてゆきます。

ジルの物語
❖ イネイブリングをしないことを学びました

私の娘，ローラが23歳のときにそれは始まりました。娘は慢性疼痛の治療のため，医師から処方された鎮痛剤を服用していましたが，次第に量が増えてゆき，最終的には破滅的なアディクションとの戦いを5年間も繰り広げるに至りました。今だからこそわかるのですが，そのころの私たちは家族全員でローラに対してイネイブリングをしていました。

幸運にも娘は，今現在，アディクションから回復しています。そのころのローラはまるで，レンガの壁に全速力で突っ込んでゆく電車に乗っているかのようでした。私には，その電車を止めることはできません。娘が自分自身を破壊してゆくさまを，親である私が，ただ見ているのは本当に辛いものです。最初のころの私たちは，彼女を救いたい一心で，イネイブリングばかりしていました。例えば，彼女が新しい場所に引っ越したいといえば，アパート探しを手伝い，敷金と初月の家賃を払ってやりました。そうすればローラが責任感をもって自立してくれると思ったからです。しかし，結局のところ，娘は家賃を滞納し，家主から私たちに連絡が入ることになるのです。そんなことが3回も繰り返されました。

アディクションになる前のローラは，親に何一つ苦労をかけない娘で，問題を起こしたことなど一度もありませんでした。しかし，アディクションを患った彼女は，まるで別人のようでした。苛立っていた私たちは，医師から，あなたの娘さんは薬物依存症ですよと言われても，

まったく聞く耳を持ちませんでした。痛みを鎮めるために医師から鎮痛剤を処方してもらっていただけで薬物依存症になるなんて，そう簡単には信じられませんでした。

　祖母が，自分の家にローラを住まわせてくれた時期がありました。そのころの祖父は重い病を患っていました。あるとき，ローラはその祖父の鎮痛剤を盗んで飲み，ハイになって風呂にお湯を溜めていたことを，すっかり忘れてしまいました。溢れたお湯のせいで，風呂場の床が抜けてしまい，祖父母は大変な損害を被りました。彼女は私たちの家からもお金を盗みました。ある晩，彼女は有料の心霊占いダイヤルに電話し，一晩中話し込み，1,000ドルを超える通話料金の請求が届いたこともありました。このような状態が延々と続いたのです。

　そして私たちはとうとう気づきました。彼女を救おうとして何かすればするほど，事態は悪化していくのなら，彼女をサポートすることをやめなくてはならないことを悟りました。大変辛いことでしたが，私たちは彼女への援助を打ち切りました。それは，決して彼女を見捨てたのではありません。私たちが，今までと変わりなく彼女を愛していること，私たちと話をしたければ，いつでもコレクトコールで電話をかけてきても構わないこと，回復するための援助を受け入れる準備ができたなら，いつでも私たちは彼女を助けにゆくこと。これらのことは，しっかりとローラに伝えたうえで，イネイブリングを止めたのです。私たちは敬虔な神の信者として生きてきました。そして，彼女を救えるのも神だけなのだと信じるようになれたのです。幸運にも彼女は回復への道を選び，クリーンでソーバーな人生を生きています。

　私たちは今，同じ問題を抱えた家族の方々に，依存症者の尻ぬぐいをしたり，イネイブリングをしたりしないようにアドバイスしています。自分のしていることが，本当に相手のためになっているかどうか，かえって事態を悪くしていないかどうか，自分に問いかけなさいと。相手が本当に回復を望むようになったのなら，喜んで援助すると伝えなさい

と。依存症者は自分の力だけでは絶対に回復できません。依存症者は，苔のびっしりと生えた井戸に落ち，そこから這い上がろうとしている人のようなものです。どんなに頑張っても手が滑って這い上がることができないのです。回復するためには，手を差し出し，助けを求めなければならないのです。しかし，相手がその気になるまでの間は，あなたにできることは，「愛していること」と「心を開いて待っていること」を伝えることだけなのです。

愛をもって手放す

　依存症者への安易な手助けは回復につながらないことはわかりますが，相手が断固として治療を拒否している場合，何かわれわれにできることはないのでしょうか？　12ステップのプログラムは，相手と自分とを**切り離す**ことを提案しています。それは，決して愛することを止めなさいという意味ではありません。相手を見捨ててしまうことでも，向こうから助けを求めてきても，それに応じないという意味でもありません。それは「愛をもって手放す」という意味で，不毛なゲームに興じるのを止めるということです。アラノンの書籍にこう書いてあります。「手放すことは，親切なことではないが，不親切なことでもない。相手や状況を裁き，避難し，投げ出すことでもない。相手のアディクションが私たちの人生に与える悪影響と，私たち自身を切り離すだけのことです」。

　依存症者の家族や友人の多くは，相手を助ける行為に囚われ，やめられなくなります。そういった状況の中で依存症者は，「何をやっても，またあの人たちに助けてもらえる」と考えるようになります。結果として，その家族や友人は依存症者のことでいつも頭がいっぱいで，自分のケアがまったくできない"共依存"という状態に陥るのです。危機的状況や混乱状態の中で，何度も心を傷つけられた犠牲者となり果てるのです。

106　第Ⅰ部　アディクションに対処する

　相手を助けたり守ったりする行為は，一度やり始めてしまうと，なか
なか止められなくなるものですが，結局は，どれだけ助けても，依存症
者を変えることは無理なのだという結論にたどりつかざるを得ません。
大切な人が自分を破壊してゆくさまを目の当たりにして私たちの心がズ
タズタになっているはずです。われわれがしなくてはならないことは，
自分自身のケアをすること，自分自身の傷ついた心を癒すために助けを
求めることなのです。家族のメンバーが，自分自身のケアに取り組み始
めると，多くの依存症者は，家族と自分との間で繰り広げられている
「病んだゲーム」が終わりに近づいていることを悟ります。もう少し責
任のある生き方をしてみようかなどと，新たな考えが芽生えることもあ
ります。あきらめないでください。相手が助けを受け入れる準備ができ
たら，われわれは，いつでも喜んで助ける用意ができていることを相手
に知らせましょう。

モリーの物語

❖ 夫婦で居続けることにこだわり過ぎた

　私は特殊学級の教師をしています。1年前に，やっとの思いで夫のも
とを去ることができました。彼の鎮痛剤依存症に14年間も振り回され
たあげくの離婚でした。彼を心から愛していたので，離婚だけは避けた
かったのですが，私も私たちの子ども2人も，精神的に限界に達してい
たので仕方がなかったのです。

　夫のジョンは1989年，22歳のときに，交通事故で脊椎を損傷しまし
た。その2年後の1991年に私たちは結婚しました。彼は，ずっと前か
ら偏頭痛に悩まされていましたが，交通事故の後は，それがさらにひど
くなりました。そのうえ，腰痛もどんどん悪化したため，脊椎に金属プ
レートをはめ込む手術をしなければなりませんでした。それらからくる
痛みを鎮めるために，夫はデメロールという鎮痛剤を，かなりの量で服
用していました。ときには，薬が効きすぎて，私が誰だかわからなく

なったこともありました。ちゃんとしゃべれなくなったり，よだれをたらしたりもしました。身長が 195cm もある夫の体重が 80kg ぐらいまで減ってしまったこともあります。そのころの夫の痩せた姿は，まるで戦時中の捕虜のようでした。それでも私は鎮痛剤が問題の原因だとはわからずに，何か脳の機能障害のようなものではないかと考えていました。彼の様子をビデオに撮って，医師に見せたりしていました。

　何人もの医師や専門家のもとを訪れました。夫も，自分の意志で鎮痛剤を止めようとしたことが何度もありますが，その度に，ひどい痛みに襲われて，また服用を始めてしまうのでした。

　結婚して 5 年ぐらいのころに，夫が複数の薬局から必要以上の処方薬を入手していることを知りました。医師からもらった薬だけで，こんな状態になるのは，何かおかしいと，薄々は感じていました。近所の薬局をすべて回って彼が入手している薬を調べ上げました。彼は，複数の医師に処方箋を書いてもらい薬を手に入れていました。まずは私たちが持っているすべてのクレジットカードと小切手の口座を解約しました。そうすれば夫はもう薬を手に入れることができなくなると思ったからです。

　それから，夫を治療施設に入れる手続きを行い，すぐに入所させました。私に車で連れていかれた夫は，着いた先が治療施設だとは知りませんでした。14 日間の治療を終え，痛みがぶり返すことなく断薬に成功し，夫は家に戻りました。偏頭痛も治まっていました。建設関連の会社で仕事も見つけ，働き始めました。夫が仕事をするのは，結婚以来，初めてのことです。物事は順調に運び，何度か転職しましたが，夫は 3 年ぐらい働き続けてくれました。その間に，最初の子どもが生まれました。

　最初の子どもが生まれて 2 年が過ぎた 1999 年，彼の旅行かばんの中にデメロールが入っているのを見つけました。私は 2 人目の子どもを妊娠して 8 ヶ月でした。見つけた薬はトイレに流して捨てました。「また

痛みがぶり返したから，鎮痛剤が必要だったんだ」と叫び，夫は激怒しました。夫は，私が知らない医師を見つけて，こっそり鎮痛剤を処方してもらっていたようです。

　それから先は，だいたい予想通りのことが起こりました。すぐに彼の行動が怪しくなってきました。家でゴロゴロしてばかりで，動きも鈍くなってきました。痛みが本当にぶり返したのか，それとも本格的なアディクションなのか，私自身にもわかりませんでしたが，とりあえず夫を病院に連れて行きました。その病院の看護師に「あなたの夫はアディクションです」とはっきり言われたとき，私は思わず「痛みがひどいから鎮痛剤が必要なだけなんです」と言いながら，夫をかばっていました。今になってみれば，私自身が否認状態に陥っていたのだとわかります。

　それから２ヶ月ほどたったある日，夫は仕事中に梯子から落ちて，膝を手術する大けがをしました。それ以来，鎮痛剤の乱用にも拍車がかかり，州政府から障害者手当を受け取るようになると，仕事をまったくしなくなりました。

　私は信仰している宗教上の理由で，離婚はするべきではないと思っていました。夫が病めるときも一緒にいるのが妻の役割だと信じていたからです。この考えに囚われて，私は何年間も身動きが取れなかったのです。夫は性根は悪い人では決してないのだから，いつかは本来の良い人に戻ってくれるはずだという思いにしがみついていました。親戚たちの集まりに参加しない夫に代わって，私が言い訳をしていました。それからも状況は悪化の一途をたどり，夫が唯一できることは，家で洗濯をすることだけになってしまいました。

　私が，夫のもとを去らねばならないと，やっと気づいたのは，子どもたちが彼のアディクションの犠牲になっていることが私の目にもはっきりわかったときでした。子どもたちは安定した家庭の中で育たなくてはなりません。とうとう私は夫に最後通告を突きつけたのです。「あなた

が自分を変えようとする気がないのなら，私は子どもたちを連れて家を出ていきます」と夫にはっきりと言いました。家を出てかれこれ2年ほどになりますが，残念なことに，夫は相変わらずのようです。彼は今，彼の母親と暮らしています。子どもたちは8歳と10歳になりました。私たち親子で安定した生活を送っています。子どもたちは以前よりも幸せそうです。心持ちも健やかになりました。最近，やっと私は，以前とは違う角度から，夫のことを考えられるようになり，当時起きていたことを，ありのままに受け入れることができるようになりました。ここまで来るのにずいぶん時間をかけてしまったものだと感じています。

　　みなさんへのアドバイス：アディクションに苦しむ夫を助けているのだから，自分のニーズに目を向けている場合ではないと考えてはいけません。私も長い間，夫のジョンを必死で助けているつもりでしたが，実は，イネイブリングをしていただけでした。その間ずっと，私は自分自身を傷つけ，2人の子どもたちも傷つけていたのです。あるカウンセラーさんから，こんなアドバイスをいただきました。「希望を持ち続けてもいいし，夫の回復を祈り続けてもいい。でも決断をしなければならないときには，夫が二度と回復しない可能性をしっかりと想定しなさい」。これを忘れずに生きていきたいと思います。

110 第Ⅰ部　アディクションに対処する

家族にできる薬物依存に苦しむ人への 10 の援助方法

1. アルコール・薬物依存症についての確かな情報を集めること。

カウンセリングを受けたり，AA や NA のオープンミーティングに参加して情報を集めましょう。家族が病気について無知だったり，否認状態だったりすると，アディクションは猛威を振るいます。アディクションの特徴やダイナミクスを把握しなければ，相手の症状に適切に対応することはできません。「相手は悪人ではなく病人なのだ」ということを家族に理解してもらうには，アディクションが進行性の病気であることを強調すると効果的です。この認識は，自分たちが抱えている恥の気持ちや罪悪感を乗り越える手助けにもなります。相手がアディクションになったのは，家族の誰かのせいでは決してありません。育て方が悪かったから，自分たち家族に落ち度があったからアディクションを発症したのだと考えるのは間違いです。

AA や NA のオープンミーティングに参加することは非常に重要です。アラノンやナラノン等に参加して，家族プログラムに取り組むこともできます。家族プログラムに参加すると，つらい思いをしているのは自分だけではないのだということや，同じ問題を抱えて苦しんでいる家族がたくさんいるのだということがわかります。ミーティングの分かち合いの中で，感動的な回復のストーリーをたくさんの仲間が話すのを聞けば，必ず希望が生まれます。

2. 依存症者に対して安易な手助けや尻ぬぐいは禁物です。

本人に，自分のしたことの結果を見届けさせてください。誰かに「ちやほや」されている依存症者が回復につながることはまずありません。回復するには，飲酒や薬物使用が原因で起きた苦い思い出や辛い出来事が，ゆくゆくは，本人が回復への意欲に目覚めるための原動力となるのです。本質を見抜くには「真実」と「因果」を把握しなければならないと言いますが，アディクションについてもそれは当てはまります。安易な手助けや尻ぬぐいは，依存症者が自分の起こしたことの苦い結果を味わうチャンスを奪ってしまいます。結果として，回復を先延ばしにしてしまうのです。

第5章　家族へのサポート　111

3. **金銭的援助は禁物です。**

依存を続けるにはお金がかかります。どんな形であれ金銭的援助は，依存症者が自分が置かれている現実に目覚めるチャンスを先延ばしにします。現金を貸す，食料品を買い与える，車の修理代を払う，家賃の肩代わりをする，裁判所命令の罰金を払うなど，これらすべては回復を先延ばしにする行為です。家族が心から本人のためを思って金銭的援助をしていることに疑いの余地はありませんが，本人が依存を続けていればいつかは必ず訪れる最悪の状態を先送りにするイネイブリング行為なのです。薬を手に入れるお金がなくなったことがきっかけで，回復が始まった依存症者はたくさんいます。苦しい離脱症状のおかげで，回復するための助けを求めることができたのです。

4. **相手の飲酒パターンや薬物の使用状況などを分析しないこと。**

アディクションになった原因探しをしないこと。原因が見つかることはありません。アディクションは疾患です。原因探しは時間の無駄であるばかりでなく，家族や友人たちによる犯人捜しに発展してしまいます。原因探しに時間を奪われ，何一つ物事が前に進まない状況は，アディクションという病気に特有の現象と言えるでしょう。全員が病気の本質から目をそらされてしまっているのです。

5. **口先だけの脅しはしないこと。**

やると言ったら，必ず実行に移すこと。依存症者に言葉で何を言っても通じません。アディクションという病気に関しては，行動や態度で示さなければ何も変わりません。家族のはったりは，依存症者の空約束と同じです。

6. **約束を取り付けても無駄です。**

アディクションは約束を守れなくなる病気だからです。約束を破りたくて破るのではなく，約束を守るべきだとわかっていても，アディクションという病気のために実行に移せない無力な状態に陥っているだけのことです。約束を取り付けるのは時間の無駄であるばかりでなく，相手に対する嫌悪感を深めてしまう点でもマイナスです。

7. お説教や説得はしないこと。

聞き流されるだけです。罪の意識を植え付けたり，脅しをかけて，病んだ依存症者をコントロールしようとしてもうまくいきません。説得に負けて依存症者が回復の道を歩みだすくらいなら，世の中で，これだけの数の依存症者が回復できず苦しんでいるわけがありません。

8. 衝動的に相手を怒ったり，憐れんだりしないように。

相手側も，あなたに引きずられて，不必要な感情の浮き沈みを起こし，しんどい思いをするだけです。相手に対して怒りをぶつけた後は，しばらく時間をおいて，相手を憐れむ気持ちが必ず湧いてくるものです。怒りの度合いが激しければ激しいほど，憐れむ気持ちも深くなります。依存症者を抱えた家族メンバーにとって，このシーソーに乗っているかのような感情の浮き沈みは，決して珍しいことではありません。何かをやらかした相手に対して怒りをぶつけ，脅したり，懲らしめたりした後，しばらくして怒りが治まると，急に相手がかわいそうに思えてきて，怒っている最中に言ったことを撤回してしまうのです。これを繰り返しているうちは，イネイブリングを止められないのが普通です。

9. アディクションを家庭に迎え入れないこと。

アディクションはずる賢い敵です。知らず知らずのうちに家庭の中に忍び込み，各々のライフスタイルや行動に合わせて上手に振る舞い，誰にも悟られぬまま，その家にしっかりと居すわるのです。アディクションが進行するに従い，いろいろなことが起きますが，家族全員が，忍び込んだアディクションと，無意識に，折り合いをつけて暮らしてしまうのです。たとえば，貴重品をカギのかかる場所にしまう。依存症者がバツの悪いことをすることを怖れて家に客を呼ぶのを止める。依存症者の行動を監視できるように自分の勤務時間を変更する。依存症者の振る舞いに合わせて一日のスケジュールを決める。ある女性は目覚まし時計をセットして，毎晩，酒場で酔いつぶれた夫を車で迎えに行っていました。

10. 自分自身の人生，自分がするべきことに時間やエネルギーを使う。

依存症者に気を取られ，振り回されているうちに，家族のメンバーは，いろいろなことをないがしろにしているものです。家族内の人間関係，趣味や，仕事や，自分自身の健康への気づかいなどが二の次になっていませんか？　依存症者のことはひとまず忘れて，自分が本来するべきことに，時間やエネルギーを使ってみることは，自分自身のみならず家族全員にとってプラスに働くでしょう。

出典：Ed Hughes, Executive Director, The Counseling Center Inc., www.thecounseling-center.org

家族への介入（インタベンション）とは何か？

アディクションに苦しむ本人が，自分で決断し治療につながるのが一番ですが，現実は理想通りにはいきません。そんな場合に考えられる対処法の一つとして「介入（インタベンション）」というやり方があります。前もって段取りを組み，家族や友人が揃って依存症者と向き合い，即座に治療プログラムにつながるような対話を試みる手段です。

インフォーマルな介入手法

インフォーマルな介入手法は，家族や友人，またはセラピストが，依存症者本人と向き合います。ブルース・コッターは依存症者への介入を仕事としているインタベンショニストです。彼の介入方法は一対一で依存症者と面談するという形式で行われます。以前はグループで一人の依存症者に介入する手法を使っていましたが，現在は，自分一人で相手と面談する方法を好むようになりました。「私が経験した限りでは，グループで介入すると，相手は，怯え，怒り，混乱し，疑心暗鬼に陥ってしまうことが多かったです。心は傷つき，絶望感，罪悪感でいっぱいになります。だから私の場合は，グループでやるより，一人で相手と会っ

114　第Ⅰ部　アディクションに対処する

たほうがうまく介入できると思ったのです」。

　コッターは，中西部に住んでいたロバートという若い男性に介入し
たケースを例に出して話を聞かせてくれました。「彼の家族と会ったと
き，ロバートに対する強い嫌悪感が伝わってきたので，介入の場に，家
族を呼ぶべきではないと思いました。ある朝の6時にモーテルで待ち合
わせをして，ロバートと会いました。2人で3時間ほど話をしました。
彼は，たくさんのことをぶちまけるように話してくれましたが，もし家
族があの場にいたら，とてもじゃないが言えそうもないことばかりでし
た。私は，資格を持ったセラピストとして仕事をしていますが，私自身
がアディクションからの回復者でもあります。だから，ロバートに対し
て私も同じ経験をした者の一人として接することができました」。

　依存症者への介入について，コッターは，相手を説得して治療につな
げるのではなく，相手が自ら治療を受けるという選択肢を**選び取る**よう
にしたいと語りました。「大抵の依存症者は，他人に指図されることを
非常に嫌います。説得ではうまくいかないのです。治療を受けることを
本人がまず決断して，それから私が，その決断を遂行するためのサポー
トを始めます。介入の場に現れる依存症者は，もうすでに自分の生き方
に嫌気がさし，アディクションをなんとかしたいと思っているのです
が，お酒や薬を手放す勇気がないだけなのです」。

　コッターの介入手法では，そのクライアントが治療施設に入所するま
で同行し見届けます。飛行機やレンタカーなど交通手段の段取りも必要
とあらばすべて代行します。入所手続きにも立ち会います。そして数週
間後，再び施設を訪問し治療経過を確認し，継続的なサポートの提案も
します。クライアントが治療施設を退院した後のアフターケアのプログ
ラムも個別にデザインします。

　コッターの行っている介入はインフォーマルな手法の一つに分類され
ます。このように治療施設への同行まで含めた手厚いサービスを受ける
だけの経済的余裕のない場合でも，他のセラピストやインタベンショニ

ストたちがさまざまなプランを提供していますので，個々のニーズや予算に合わせたサービスが必ず見つかるでしょう。

構造的な介入手法

構造的な介入手法では，家族，友人，ときにはカウンセラーも含めたグループで介入を行います。介入終了後，すぐに本人を車に乗せて，前もって入所の手続きを取ってある治療施設に連れていくことができれば，その介入は成功です。介入チームは，家族や友人3～8人のメンバーで構成されています。一人ひとりのメンバーが分担して相手のアディクションに関わる知識や，適切な介入方法を前もって学習します。介入する相手との関係性は，チームのメンバーによって異なりますから，全員の意見を整合性のあるものにしておかなければなりません。プロのインタベンショニストやセラピストに参加してもらい，段取りや，介入実施の補佐をしてもらうことも多いようです。

介入チームを組織する

チームのメンバーが決まり次第，アディクション当事者に関わる過去の出来事を振り返りながら議論を始めます。各メンバーによって，当事者との思い出の内容がまったく違い驚かされるということがよく起こります。自分たちが当事者に対して今までしてきた多くのことが，イネイブリングだったことに改めて気がつかされる場でもあります。メンバーの中から中心になる人，またはディテール担当と呼ばれる，細部について詳しい人を選び，アディクション当事者を治療施設まで移動させる段取りの詳細を取り仕切ってもらいます。

細部にわたる準備

アディクション当事者が治療を拒む言い訳として使いそうな事柄をすべて洗い出し，それぞれの言い訳に対する対応方法を用意します。

116 第Ⅰ部 アディクションに対処する

Love First : A New Approach to Intervention for Alcoholism and Drug Addiction の共著者で，インタベンショニストでもあるジェフ・ジェイが，以下に詳しく解説しています。例えば，仕事が休めないことを治療拒否の理由に出してくることが予想されるなら，当事者に内緒で，あらかじめ家族の誰かが職場の上司と連絡を取り，話をつけておきます。一人暮らしの依存症者であれば，飼っている犬の世話があるから治療施設には入れないというかもしれません。これは実際にあったケースで，そのとき，介入チームが用意した答えを聞いたときのその当事者の驚きようは，今でも忘れません。メンバーはこう答えました。「あなたの飼っているスポットという名の犬のことですね。スポットはあなたの叔父のロジャーさんに大変よくなついていますよね。ロジャーさんは，あなたがアディクションの治療を受けている間，スポットの世話をしてくれると承諾してくれました。スポットを，この後，すぐにロジャーさんの家に届ける手配も整っていますよ」。このくらい周到に準備を整えておくと，たいてい相手は返す言葉がなくなります。「なにもかもお見通しなのだなぁ。年貢の納め時が来たようだ。治療施設で回復に取り組むのは今しかないな」と彼は自分に言い聞かせていたことでしょう。

　もう一つ大事なことは，治療施設の選択です。アディクション当事者の加入している保険プランが利用できるかどうか，ディテール担当者は，こういったことの詳細をすべて把握しておく必要があります。

介入を実施する

　実際に介入を実施する場所は，アディクション当事者が住んでいる家は避けたほうがいいと専門家は主張します。介入チームのメンバーの家などが理想的です。ジェイが段取りを説明します。「介入は，当事者がしらふのときに行わなくてはならないので，必然的に，朝早く実施されることが多くなります。当事者にとって最も関係性の深い人物をチーム

に入れておく必要があります。相手が成人した男性である場合，私の好みのスタイルは，母親が，しっかりとハグをしながら，『話をしたいことがあるのよ』と言い，当事者をソファーのある場所へ連れてゆき，介入チーム全員がそこで座って話を始めます。実際の介入段階に入ったら，綿密な筋書きに沿って行うべきでしょう。各メンバーが好き勝手に相手に話すのではなく，一人ひとり，順番にあらかじめ用意した手紙を，相手に向かって読み上げます。手紙の前半は，相手に対する愛情をたっぷりと表現するように書いてもらいます。薬物やお酒のことで非難を浴びる覚悟をしているところに，それと正反対の愛情表現を聞かされた当事者は，たいてい，非常に驚きます。介入を受けている本人は，殴られる覚悟はしているかもしれませんが，『あなたは本当に素晴らしい人で，私たちの人生にとって，とても大切な存在なのです』と言われるとは夢にも思っていません。ひねりの効いたアプローチで，意表を突かれた当事者は，おのずと介入チームのペースに引き込まれます」。

　ジェイも依存症者で，以前介入を受けています。そのときに，家族が自分に読んだ手紙には，こう書いてありました。「親愛なるジェフ。あなたを愛しています。あなたのことが気がかりです。私が5年前に離婚して，辛い思いをしていたときに，あなたはいつも私のそばにいてくれましたね。いつも私の話を親身に聞き，素晴らしい相談相手になってくれました。あなたがいなかったら，私は立ち直ることができなかったでしょう。あなたは，今，大きな困難に直面しています。今度は私が，あなたを支える番です」。このような愛情表現の後に，手紙はこう続きました。「アルコール・薬物依存症について時間をかけて勉強しました。あなたには医学的治療が必要なことがわかりました。性格や意志の問題ではないのです。あなたの問題は，疾患ですから，医学的な治療を受けて欲しいのです」。

　手紙の次の部分は，事実を並べて，相手のアディクションが問題だと思う理由をリストにします。相手を裁いたり，非難したり，叱責したり

介入を開始する前に

　介入には適切な準備が必要です。経験豊富なセラピストに，しっかりと段取りを組んでもらうのが理想的です。インターネットの介入サービスを使ってインタベンショニストを派遣してもらうことも可能です。

せず，淡々と，事実のみを書くようにしてください。そして，もう一度，相手に対する愛情や，思いやる気持ちを強調し，今日，こちらで準備した治療施設で，今から治療を受けて欲しいという希望を伝え，手紙を締めくくります。

ジョニーの物語
❖ 弟への介入

　アディクションに苦しんでいた弟，ジェリーに介入したのは，彼が40歳のときでした。何も手を打たなければ一生後悔することになると思い，家族，友人，彼の仕事仲間の中から10人を選び出し，チームで弟の介入にあたることにしました。準備に2ヶ月かかりました。私はアディクションの介入に関するありとあらゆる本を読みました。私たちはプロのインタベンショニストに介入の指導を依頼することに決めました。

　私たちは，あらかじめジェリーの友人に連絡を取り，ジェリーをその人の家に招待するようにお願いしました。介入の当日，ジェリーが出向いたその友人宅で私たちは彼を待ち構えました。そこへ到着したジェリーが私たちを見たときの彼の驚きは大変なものでした。なぜなら，介入チームの何人かは，はるばる遠方から飛行機で来ていましたから。しかし，私たちを見た瞬間，彼はすべてを悟ったようです。次に，彼は怒

りだしました。私たちが指導を受けていた通りの展開でした。予想通りだったので，私たちは少しも怯みませんでした。私たちは彼と話をしながら，アディクションによって，どれだけ彼が自分を傷つけているか，私たちが傷ついているかを伝え，私たちが彼を心から愛していること，彼の回復を切望していることを強調しました。

　彼は，予想通り，「荷作りをするので，家に帰る」と言い出したので，奥さんが，必要なものをすべて入れたスーツケースを，ここに持ってきていることを告げました。彼は，どうしても家に帰ってシャワーを浴びたいと言うので，兄弟の一人が付き添って行くことにしました。彼が，「俺が逃げるとでも思っているのか？」と尋ねたので，「思っている」と答えました。彼は，自宅でシャワーを浴びて，戻って来ました。そして私ともう一人の兄弟２人で，ジェリーを治療施設まで連れて行きました。彼は，そこで治療プログラムを受け，今日に至るまで，数年間，回復をし続けています。

　今になって振り返ってみても，私たちが一致協力して，彼に対して介入行為をして本当によかったと思っています。介入していなければ，彼は死んでいたかもしれません。実施するまで大変な苦労をしましたが，結果も良いほうに出ました。もしうまくいかなかったらどうしようと考え，私たちはおびえ，精神的にも大変疲弊しました。

　介入しようか迷っている方々に，何かアドバイスがあるとすれば，「とにかくやりなさい」の一言に尽きます。結果はどうであれ，やるべきことはやったと納得できるはずです。それから，十分な予備知識を得ておくことと，綿密に段取りや計画を練っておくことも大切です。経験の豊かなプロのインタベンショニストやカウンセラーの指導を受けることもお勧めします。介入に際して，当事者の家族は冷静さを失ったり，主観的な行動をとってしまいがちですから，感情的に巻き込まれずに客観的に状況判断のできる専門家の存在は非常にプラスになります。

ポーラの物語

❖ 支援が必要だったのは私たち自身だった

　私の弟のレイは薬物依存で28歳のときに命を落としました。彼は，長い間，鎮痛剤を乱用していましたが，あるとき，過失による過剰摂取でぽっくりと死んでしまいました。私たち家族は，彼を救おうと必死でしたが，今から思えば，アディクションに対する正しい知識が不足していたことを認めざるを得ません。例えば，依存症者が，いきなり断薬することは，非常に難しいということさえ知りませんでした。彼が薬物を乱用するのは，ただ気持ちよくハイになりたいだけだと思っていました。実際のところ彼にとっての薬物とは，感情的な痛みを麻痺させるための道具だったのです。

　彼を助けるつもりでした数々のことの中に，やるべきでなかったことがいくつもあります。彼に鎮痛剤を処方している医師に，次々と電話して，彼の乱用状況を報告したりしましたが，誰の目から見ても明らかなように，問題の解決には何のプラスにもならない行為です。また，あるときには，私は両親と共に，裁判所へ出向き，強制的に弟を治療施設に入院させる手続きを取ろうとしました。しかし，そうした措置を取るためには，弟が精神疾患に罹っていて他害の恐れがあることを証明しなければなりませんでした。結局，私たちの訴えは，判事に退けられてしまいました。そればかりか，そのことで，弟は激怒してしまい，私たち家族の雰囲気は，さらに悪くなっていったのです。

　弟が何とか自分から治療の道を選んでくれるよう，説得に説得を重ねた時期もあります。治療費は私たちが負担するからと言い，渋る彼を，なんとか治療施設まで連れて行ったこともありましたが，施設に着いた時点で，彼は鎮痛剤でハイになっており，私たちが施設の職員と話している間も，けんか腰で反抗的な態度をやめません。結局，彼には治療を受ける意志はないと判断され，入院をあきらめざるを得ませんでした。そのとき，施設のソーシャル・ワーカーは私たち家族にこう言いまし

た。「あなた方はアラノンやナラノンのような家族プログラムを受ける
べきです。それらのグループは NA の関連組織です。もし，依存症者
本人に回復の意志がないなら，現時点で支援を受けなければならないの
は家族の方々です」。

　問題を抱えているのは私たちではなく弟なのだからと，私たちは，そ
の提案をはねつけました。今から思えば，そのとき，提案された通りの
支援を受けていたら，どれだけ違った結果を得られていたか想像もつき
ません。限界に達していた私たち自身の精神的苦痛が，ずいぶん和らげ
られたことでしょう。アディクションに関する正しい知識や，弟に対す
る適切な支援法を知ることができたかもしれません。

セルフケアの重要性

　介入は非常に有効な手法ですが，必ずしも成功し，本人を治療につな
げられるとは限りません。アディクションは進行性の疾患です。何らか
の手を打たなければ，病状は悪化するばかりです。もし，あなたが大切
に思う人がアディクションを患っているにもかかわらず，専門的治療を
拒み続けているならば，その時点で，支援が必要なのは，あなた自身で
す。あなたは精神的に傷ついています。専門家のサポートを受けるべき
です。アディクション問題に詳しいセラピストのカウンセリングを受け
て下さい。ナラノン等，家族のためのサポートグループに参加するのも
よいでしょう。アディクションについて徹底的に勉強しましょう。正し
い知識を得れば得るほど，あなた自身の，そして，アディクションに苦
しむ，あなたの愛する人の将来を良いほうに導くチャンスは確実に広
がってゆきます。

122　第Ⅰ部　アディクションに対処する

第6章
痛みのマネジメントと
アディクション

　慢性的な痛みに悩んでいるアメリカ人は，全人口の約20％いると推定されています。調査によると，その慢性痛が原因で日常生活に支障をきたしている人は，全体の約4分の3，毎日，鎮痛剤を服用している人は，全体の約3分の2とのことです。それらの痛みの原因としては，頭痛，腰痛，関節炎，癌が大きな割合を占めています。痛みの原因は加齢に伴うものも多く，慢性疼痛に悩む人の多くは中年以後の年齢の人々です。

　痛みを和らげるために，やむなく鎮痛剤を服用している人は，ほとんどの場合，医師の指示に従って適切に服用しています。しかしながら，アメリカでの処方薬の乱用例を調べてみると，乱用されている薬のトップは，麻薬系鎮痛剤です。1992年から2002年までの10年間に，国内における鎮痛剤の処方量は222％に増加しています。

痛みの治療が原因でアディクションに至るリスク

　アメリカ疼痛学会の報告によると，慢性痛の治療が原因でアディクションに至るリスクは，患者に薬物の乱用歴のない場合は3％です。これらの患者は，医師の指示通りに鎮痛剤を服用し，処方箋を出した医師の診察を定期的に受けるタイプの患者です。痛みを和らげるためだけに鎮痛剤を服用するので，気分を変える目的のために処方薬を使ったりは

しません。

　疼痛治療の専門家の一部は，オピオイドを痛み止めとして使用している人々が，薬物依存に移行するケースが多々あると報告しています。クリーブランド・クリニックに勤務する疼痛治療専門の医師，エドワード・コビントンは，「私たちのクリニックで慢性痛のリハビリ・プログラムに参加している患者の30％以上が，何らかのアディクションを抱えています」と言います。

疼痛治療からアディクションへの移行

　医師の指示に従い疼痛の治療を受けていた患者が，なぜ鎮痛剤依存に陥ってしまうのでしょう。患者が医師に対して不正直だったり，自分自身を欺いているときに問題が起こりやすいようです。たとえば，治療の対象である痛みはまだ確かにあるのですが，オピオイド鎮痛剤を服用する理由が，本人の気持ちの中で，不安やうつ症状，睡眠障害，人間関係や金銭関係の問題への対処など，別のものに変わってゆく場合があります。

　他にも，以下のような状況は，鎮痛剤乱用の疑いがあります。

- 勝手に服用量を増やす。
- 薬をもっと手に入れるために，別の医師を訪れる。
- 薬の効果を高めるために，アルコールと一緒に服用する。
- 周りの人が，本人の鎮痛剤の使い方に懸念を示す。

　このような状況が起きたら，医師に正直に報告することは非常に重要です。早めに手を打てば，アディクションが進行し，さらに酷い状態になるのを防ぐことができます。感情的問題の対処能力を高めるための支援や，セラピストの紹介が必要なケースもあるでしょう。鎮痛剤を非オピ

124 第Ⅰ部 アディクションに対処する

オイド系の薬に変えるのが有効な場合もあるでしょう。うつ症状が原因
で鎮痛剤を乱用しているなら，適切な抗うつ剤の処方が求められます。

疼痛治療専門医（エドワード・コビントン医師）への インタビュー

　痛みの治療の専門家になるには，神経学者，生理学者，精神科医，看
護士等，その専門領域は多岐にわたりますが，疼痛管理の訓練を受ける
必要があります。非癌性疼痛の治療に携わる専門家によると，この領域
は，患者によって治療へのニーズが大幅に異なってくるため，対処が非
常に難しくなります。

・痛みの治療を専門とするあなたのもとを訪れる患者は，どんな方が
　多いですか？
　　非癌性の慢性痛に悩む方がほとんどです。患者の6割以上は，
　脊椎に痛みの原因がある方です。2番目に多いのは，線維筋痛症
　か，偏頭痛の患者です。次に多いのは，関節炎や神経損傷からく
　る痛みを抱えた患者です。

・患者が鎮痛剤依存症になったら，どんな風に対処しますか？
　　アディクションからの回復をサポートしますが，痛みの治療は
　中止しません。アディクションと慢性痛を併発している場合，ア
　ディクションの症状を落ち着かせない限り，何をやっても良い結
　果は出ません。
　　疑似依存症［監訳者注：Pseudo-addiction, 痛みの治療で使われる鎮
　痛剤の乱用］と呼ばれるケースにも注意が必要です。これは痛みに
　対して処方されているオピオイドの用量が不十分なため，患者が
　薬物依存であるかのように振る舞う状態を指します。この場合，

第6章　痛みのマネジメントとアディクション　125

オピオイドを増量すれば，患者の問題行動は解消します。

・アルコールや薬物依存歴のある患者に対して，手術など疼痛管理の
必要な治療をする際に，気を付けていることはありますか？

　まずは，その患者が手術を担当する外科医か，麻酔科医に，ア
ディクションの既往歴を報告する必要があります。担当医は，手
術後の鎮痛剤の使用を最小限に止め，さらに，その患者にアディ
クションのサポートグループへの参加を勧めます。

　鎮痛剤の管理を配偶者や家族にお願いする場合もあります。医
師の指示通りの量の鎮痛剤を毎回患者に渡してもらいます。パー
コセット錠のいっぱい詰まった薬瓶をアディクション歴のある患
者に不用意に持たせることは避けるべきです。私の経験では，医
師と協力しながら手術後の疼痛管理をしたアディクション歴のあ
る患者で，アディクションを再発させたケースはありません。問
題が起きるのは，患者がアディクション既往歴を隠している場合
です。彼らは複数の医療機関を訪れたり，違法な手段を使ったり
して，必要以上の鎮痛剤を手に入れようとします。

・医師と患者は痛みの治療に関して，なんらかの同意契約を交わす必
要があると思いますか？

　交わすべきだと思います。疼痛治療には依存性のある鎮痛剤へ
のアディクションを発症する危険があることを，患者に伝えたう
えで，同意してもらいます。潜在的な危険性を患者に理解しても
らうことで，医師の側も，最良の結果を出すための思い切った処
置がしやすくなります。

　同意書には鎮痛剤の副作用情報，さらには，担当医が患者の家
族や薬剤師と情報を共有する権利も明記するべきでしょう。鎮痛
剤の乱用は患者自身よりも，身近にいる家族のほうが先に気がつ

く場合が多いのです。

・鎮痛剤依存に陥らないようにするために，患者自身ができることはありますか？

　まずアディクションは疾患であることと，アディクションと疼痛治療は両立しないことを理解してもらいます。オピオイドの服用によって痛みが緩和され，明らかに生活しやすくなっていることが実感できていれば，あまり心配する必要はないと思います。オピオイドの処方量を増やしても痛みの度合いが変わらず，生活の質的向上も見られなければ，オピオイドの継続使用を考えなおすべきでしょう。

　他にも，いくつかの危険信号があります。鎮痛剤のことが頭から離れなくなったり，医師から指示された服用量を守れなくなり，期日前に薬がなくなってしまうなどです。医師の指示より多くの鎮痛剤を使用し，それによって問題が起きてきていることを自覚しながらも，乱用が止められないならば，すでに薬物依存の診断を受けるレベルに達していると考えられます。

・疼痛がどうしても長引く場合は，どう対処したらよいのでしょう？

　そういった患者に対して，従来の疼痛治療の手法以外には何もできないと告げる医師が多くいるのは確かですが，そうでない場合もあります。アメリカには疼痛治療のスペシャリストが3,000人ほどしかいないので，慢性の痛みに特化したリハビリ治療のプログラムを提供できる医療機関はそれほど多くありません。しかし，そういった医療施設では，幅広い治療方法を用意しています。疼痛治療専門クリニックの多くは，非常に高い治療成功率を出していますので，決してあきらめずに，そういった専門プログラムを見つけてください。

痛みに対する不十分な対処

　アメリカでは，鎮痛剤の乱用が非常に大きな問題となり，人々の関心も高くなっていますが，医療現場で痛みに対する十分な治療が行われていない場合が多いことも事実です。国のガイドラインに照らしてみても，何百万人もの人々が，毎年，外科的手術を受ける中で，手術後に十分な疼痛管理を受けている患者は半分にも満たないことがわかります。ちなみに，癌患者の8割は，十分な癌性疼痛の治療を施されていないことも報告されています。

アディクションへの怖れ

　疼痛管理の適切な実施を妨げている要因の一つは，アディクションに対する怖れです。患者も医療従事者も怖れを抱いています。カリフォルニア州ドアルテのシティ・オブ・ホープ　ナショナル・メディカルセンターで，疼痛管理の研究に従事するベティ・R・フェレル博士は，こう述べています。「過去何十年もの間，医療現場で十分な疼痛管理をしてこなかったことが明らかになりました。われわれは，それを受けて，ここ数年間，疼痛管理の改善に力を注いでいます。鎮痛剤へのアディクションを恐れている患者さんに対しては，アディクションと生理的依存の違いから説明します。そして，鎮痛剤の必要がなくなる段階に来たら，医師の管理の下で，離脱症状が起こらないよう，徐々に安全に使用量を減らしてゆくことを理解してもらいます」。

　有名人のアディクションが世間で話題になることも，治療現場に悪い影響を与えているとフェレル博士は言います。「有名人が処方薬にハマったという情報は，一般の人々に，処方薬とは怖いものだという強い先入観を植え付けます。しかし，たいていの場合，その有名人はアルコール依存症や他のアディクションの既往歴を持っているものです。ア

128　第Ⅰ部　アディクションに対処する

ディクションの既往歴のある人々は，処方薬依存を発症する危険が，ひと際高いグループであることも伝えてゆく必要があります」。

十分な教育を受けていない医師

医学部の学生に対して，疼痛管理の教育が欠如しているという指摘があります。*American Board of Family Practice* 誌の報告によれば，88％の医師は，医学部在籍中に疼痛管理の十分な訓練を受けておらず，研修医になっても，その数字は73％という大差のない状態です。

アディクションの発症を避けるためには，患者に対する適切な評価（診断）が重要であると専門家は強調します。うつ病や不安神経症などの精神疾患の有無を診断し，処方薬の乱用や依存に至る危険性をあらかじめ評価しておくのです。そして疼痛治療が始まった後も，継続的なモニタリングによって常にアディクションの兆候に気を配る必要があります。

調査を怖れる医師たち

鎮痛剤を筆頭にした処方薬の乱用がこれだけ世間で騒がれるようになると，疼痛管理に従事する医療関係者の間にも懸念が広がるようになります。マスコミによる鎮痛剤乱用報道の過熱により，医師が処方をためらうといった事態を招いている可能性があります。患者によっては，疼痛緩和のために必要な鎮痛剤の量が，どうしても多くなるケースもあるのに，監査で規制薬物の処方管理が甘いと指摘を受けるのではないか，医師免許剥奪の危険にさらされるのではないかと怯えてしまうのです。

ウィスコンシン大学ペインリサーチグループで政策研究班のディレクターを務めるデビッド・ジョランソン博士は，こう指摘します。「難治性疼痛の患者にオピオイドの処方をしぶる医師が多いのは，それが規制薬物取締法違反の可能性があると考えているからです。こういった法律や規制が，適切な疼痛管理の実施を妨げています。規制薬物の医療的使

用により，重篤な疾患に苦しむ患者の QOL（生活の質）は大幅に改善されてきました」。博士は，さらに規制薬物の法的監視体制の必要性は認めながらも，痛みを緩和するためには麻薬性鎮痛剤の使用がやむを得ない患者による正規の入手を妨げてはならないことを強調します。「何が医療現場での効果的な疼痛管理を妨げているのか探り当てる必要があります。オピオイド系鎮痛剤は，急性期の痛みに対する治療の要であることを理解してください。痛みへの対処が不十分だと感じたら，その患者は，その旨を医療提供者に明確に伝えるべきなのです」。

痛みは治療可能

　痛みを治療する方法はあるのだということを患者は知るべきです。疼痛管理のガイドラインをきちんと把握している医師ならば，癌性疼痛の70 〜 80％は，一般治療の中で対処できます。病院内での手術後の疼痛管理と同じようなガイドラインを当てはめることができれば，他の原因による急性期のあらゆる痛みは 90 〜 95％解決します。前述した通り，大切なのは，鎮痛剤の服用がコントロールできなくなり，依存が起きている可能性を感じたら，すぐに，担当医に正直に打ち明けるという患者の心構えなのです。

効果的な疼痛管理の妨げとなる要因

患者側の問題点
- 痛みを医師に告げることを躊躇する
- 医師が痛みに気を取られて,病気の本来の治療が疎かになるのではという怖れ
- 痛みは重大な病気の現れなのではという怖れ
- 良い患者は痛みを我慢するものだという思い込み
- 鎮痛剤を処方されることへの怖れ
- 依存してしまう怖れ,依存しているのではと思われることへの怖れ
- 重大な副作用が起きるのではという怖れ
- 痛み止めが効かなくなるのではという怖れ

医療従事者側の問題点
- 疼痛管理に関する知識不足
- 痛みに対する不十分なアセスメント
- 規制薬物取締法違反への懸念
- 患者がアディクションに陥ることへの怖れ
- 鎮痛剤の副作用に対する懸念
- 患者に鎮痛剤への耐性ができてしまうことへの怖れ

医療システムの問題点
- 癌治療における疼痛管理の低い優先順位
- 不十分な診療報酬
- 厳しすぎる規制薬物取締法
- 疼痛治療プログラムを提供する医療機関が少ない

第7章
処方薬の誤用や依存の危険性の高い高齢者

　高齢者の場合，複数の処方薬を服用していることが多いため，必然的な結果として，その乱用が起きるという指摘は，概ね的を得ています。65歳以上の高齢者は，全人口の13％に過ぎませんが，アメリカで販売される全処方薬の30％を消費しています。常に5種類ほどの薬を服用し，年間にすると15種類ぐらいの薬を使っている高齢者は珍しくありません。彼らはかかりつけの医師が何人もおり，各医師から別々に処方箋を受け取り，他の医師からどんな処方薬をもらっているか話し合うことはしません。

　薬物の有害な反応を起こす高齢者は，毎年900万人に及び，病院に担ぎ込まれるケースは24万5千件に達しています。介護施設に入所する高齢者の4人に1人は，自力で服薬管理ができないというのが入所の理由です。ちなみに薬物有害反応は，高齢者の死亡原因の第5位となっています。

有害な薬物相互作用

　安全性を確かめずに，複数の薬を同時に服用するのは危険です。特に高齢者の場合，薬物の体内での代謝や動態も若い人とは違ってきているので，有害反応を起こす危険性はさらに高まります。人間は年を取るにつれて，自然に体内の水分量が減り，脂肪分の割合が高くなります。

132　第Ⅰ部　アディクションに対処する

腎臓や肝臓の機能も衰えてゆきます。こういった変化は，摂取された薬
物が体内にとどまる時間や，各臓器によって吸収される量に大きな影響
を与えます。

高齢者にとっては潜在的に危険な薬

　ハーバード大学の研究者らによる初の全国規模の調査が実施され，
1994 年に報告された結果によると，全国の高齢者の 28％ にあたる約
700 万人が，健康を損なう可能性のある処方薬を服用しています。ま
た，ある他の専門家によると，リタイアメント・シニア・コミュニティ
（退職した高齢者が多く住む地区）に限った場合，飲んでいる処方薬の
ために不必要な健康被害を起している高齢者は，全体の半分から 3 分
の 2 であるとし，前出の調査は問題の核心に触れていないと主張してい
ます。薬による有害反応も，単なるめまいから，骨髄毒性による浮腫を
起こす危険性に至るまで多岐にわたります。本書の巻末の付録 B に，
危険な処方薬のリストを掲載しています。

鎮静剤の危険性

　高齢者にとって最も危険な処方薬はどれでしょうか？　前出のハー
バード大学の調査に加わったステフィー・ウールハンドラー医師は，そ
の質問にこう答えています。「高齢者にとって最も危険な薬は，鎮静剤
か睡眠薬のどちらかだと思います。これらの薬は，朝，起床した後も効
果が持続していて，眠気が続いたり，頭がボーッとして，転倒や骨折の
危険を招きます」。アメリカ食品医薬品局（FDA）の調査によると，精
神安定剤や鎮痛剤の影響下で転倒し股関節骨折に至る高齢者が，毎年，
約 32,000 人います。家族の誰かが介護施設に入所しているなら，その
家族がどんな薬をどれだけ処方されているか，年に 1 ～ 2 回は，そこの
職員に聞いて確認しておくべきです。

ハーバード大学医学校の元教授でもあるウールハンドラー医師は，高齢者に対して危険性のある薬の処方が行われてしまう背景には，そもそも間違った薬の処方に気がついていない医師たちの存在があることを指摘しています。「若手の医師に対する薬学の教育体制は最悪の状態にあります。医学部においても，投薬治療法を学生たちにしっかりと教育できていません。医学の分野において，薬物療法をしっかりと習得させるような教育体制を整える必要があります」。

高齢者におけるアディクションの状況

コロンビア大学の国立アディクション薬物乱用センター（CASA）の調査によると，65歳以上の高齢者の約17％が処方薬を乱用し，59歳以上の女性の約11％は，向精神性のある処方薬に依存しています。女性高齢者による薬物乱用状況を把握するために，同センターは半年間の間に成人女性に対して交付された処方箋13,000件を分析した結果，鎮静剤と睡眠薬の半数は，処方されるべきではないか，処方期間が長すぎることがわかりました。

高齢者のアディクションの兆候

高齢者のアディクションは認識しづらいと言われます。高齢者の多くは，一人暮らしなので，家族や友人がアディクションの兆候に気がつくといったことが起こりません。リタイアしているので仕事上の問題が起きてくることもなく，薬物の影響下で車を運転して交通違反で捕まることもあまりありません。

高齢者におけるアディクションの兆候は，記憶障害，うつ症状，気分変動，イライラ，集中力の低下，希死念慮といったものが挙げられます。友人や家族は，往々にして，これらの兆候を老化のせいにしてしまいます。経験の浅い医師は，特に，こういったアディクションの兆候を

134　第Ⅰ部　アディクションに対処する

見逃がすことが多いようです。先のコロンビア大学での高齢者のアディクション研究の中で，400人の医師に，アルコール依存症初期の兆候を示す仮想症例を見せて，診断を下してもらいました。アルコール依存症の可能性を指摘した医師は1％以下でした。93％の医師は，このケースは，うつ病である可能性が最も高いと答えました。

アルコールと薬は危険な組み合わせ

　高齢者の10％が，1週間に12〜21単位のアルコールを飲む多量飲酒者と推定されています［監訳者注：アルコールの1単位とは，純アルコールに換算して20g。ビール中瓶1本，清酒で1合，ウイスキーでダブル1杯相当］。高齢者は，お酒をたくさん飲んでいることを恥じている場合が多く，正確な飲酒量を把握することは困難です。カリフォルニア在住の62歳の女性が，あるとき，転倒して大腿骨を骨折しました。彼女は薬物依存症で，転倒したときには，ワインを飲みながらバリウムを服用していたことを，病院のスタッフには報告しませんでした。骨折の手術から4日後に，彼女は重篤な離脱症状を見せ始めました。アメリカアディクション医療協会の元代表のデビッド・スミス医師は，こう語りました。「高齢者におけるこういった状況を，深刻に受け止めています。入院中の高齢者がせん妄を起こすことがありますが，その半数は，処方薬の副作用が原因です」。意識の混乱，構音障害，ひどい物忘れなども処方薬の副作用で起こる場合があります。

治療につながるには

　高齢者は薬物を乱用していても，医師による診断が難しく，治療につながるのは乱用者のうちの，ほんのひと握りであると思われます。高齢者が治療につながりにくい理由は他にもあります。悲観的になりやすいこと，アディクション治療は不名誉だという考え，アディクション自体

第7章　処方薬の誤用や依存の危険性の高い高齢者　135

を否認してしまうことなどです。ですから本人も家族も，問題を問題として捉えない状態が続いてしまいます。たとえ問題に気がついたとしても，残りの人生がそう長くはないと考えがちな高齢者は，今さら薬を断って日々を送ることに価値を見出せない場合も多いでしょう。

　これは高齢者に限ったことではありませんが，アディクションは本人の道徳心に関わる善悪の問題で，診断を下したり，治療したりするものではないという根強い考えも治療へのアクセスを妨げる大きな要因です。フロリダ州を拠点に全国で高い評価を得ているアディクション治療施設，ハンレイセンターでは，高齢者に特化したアディクションプログラムを提供しています。そこに勤務するキャロル・コレランは，この点について，「高齢者では，特にその傾向が強いです。こういった態度が，さらに患者を治療から遠ざけてしまいます。とりわけ高齢者は，アディクションを非常に不名誉なことと考えているので，治療の必要性を伝えようとした途端，怒りだしてしまうことがよくあります。ですから，薬物依存者は疾患であるという考えを，治療が必要な高齢者が理解するためには，家族のサポートが必要不可欠なのです。あなたが糖尿病ならインスリンで治療しますし，コレステロールが高ければ，コレステロールを下げる薬を飲みます。それと同じで，アディクションを患っているのだから，その治療を受けるというだけの話です」。コレランは，薬物依存の疑いのある高齢者に家族が治療を勧めるときのアドバイスをいくつか提供しています。

- 薬物の影響下にあるときには，何を説得しても無駄です。
- 厳しい態度で本人に詰め寄らないでください。問題点を穏やかに話し合うように。
- 「薬物依存症」というような言葉は，相手に不名誉な思いを与えるので，使わないでください。こっそり薬を捨てても効果はありません。治療の必要を感じていないうちは，またどこかで手に入れてく

るだけの話です。

- 率直かつ明確に，家族の思いを伝えてください。不幸になって欲しくないという家族の抱く懸念を，愛情を持って伝えてください。

アディクション治療が健康保険のプランに含まれているか？

前にも述べましたが，アメリカでは，アディクションの治療は保険が効かない可能性があります。解毒のための入院は，医療行為とみなされ，多くの保険会社やメディケア制度は，その費用を支払います。アディクションが原因で転倒するなどしてケガをしても，メディケア制度はその治療費を負担します。しかし，アディクションそのものの治療には，メディケア制度からのサポートはありません。

高齢者のアディクションについて明るい点を挙げるとすれば，ひとたび治療につながると，最後まで治療を受け，回復につながる割合は，かなり高いという点です。高齢になってから薬物依存が始まった患者の治療後の回復率は，どの年齢層の患者よりも高いというのが事実です。

処方薬の不適切な使用を避ける

処方薬の危険で不適切な使用を避けるために，高齢者自身や，その周囲の人々にできることは何でしょう？「おくすりチェック」を受けることが，まずお勧めです。理想的には3〜4ヶ月に一度，少なくとも年1回は，服用している薬を全部持って，医師または薬剤師を訪問し，「おくすりチェック」をしてもらいます。以下のような問題が，「おくすりチェック」で見つかることが多いようです。

- 服用期限の切れた薬
- 飲み合わせの悪い薬
- 名前の似通った薬などを取り違えているケース

- 医師の指示が理解できないために起こる過剰摂取または摂取不足
- 他人から手に入れた処方薬を飲んでいるケース
- 2人以上の医師が同じ薬を処方することによる過剰摂取の危険性

　新しい処方薬が出たら，新たな「おくすりチェック」を，すぐにしてもらうべきです。インターネット上には，薬の相互作用をチェックできるサイトがたくさんあるので，「おくすりチェック」や「おくすり相互作用チェック」などのキーワードで検索して，ぜひ利用してください。かかりつけの医師や薬剤師と自分の投薬計画について，よく話し合うことも大切です。

処方された薬に関して質問する内容

　自分が服用している薬について十分な説明を受けることは，精密な健康診断を受けるのと同じくらい大切なことです。新しい薬を出されたら，まず専門家に，その処方薬の依存性の有無を確認することをお勧めします。もし，あなたにアルコール依存症や薬物依存症の既往歴があったり，依存性のある薬について心配事があるなら，必ず医師に伝えるべきです。患者情報教育全国協議会は，新しい薬が処方されたら，以下の事項について，本人が確認しておくことを勧めています。

1. 薬剤名と効能。ブランド名，またはジェネリックネーム。
2. ジェネリック品の入手は可能かどうか。
3. 用法と用量，および服用期間。
4. 服用している間，摂取してはいけない食べ物，飲み物，他の薬，サプリ，避けたほうがよい活動。
5. 服用してから，どのくらいで効き始めるのか。薬が効き始めていることを自覚する方法。肝機能や腎機能のテストなど，服用中に義務付けられている検査はあるか。

138　第Ⅰ部　アディクションに対処する

6. 副作用の有無。あるならば，その症状と対処法。
7. 自分が服用している他の処方薬や市販薬と有害な相互作用を起こす危険性の有無。ハーブ系サプリや栄養補助食品についても同様に。
8. 使い切ったときに，補充してもらえるかどうか。いつ補充してもらえるか。
9. 適切な保管法。
10. 書面で書かれた薬の説明書があるか。

　高齢者の場合は，特に，服用しているすべての処方薬を，コンピューター管理の行き届いた同一の調剤薬局から入手することをお勧めします。新たに処方された薬が，現在，服用中の薬と相互作用を起こす可能性があればコンピューターが警告を出します。高齢者は，ある薬を服用し始めると，理由もなく，ずっと飲み続けてしまう傾向が強いことも要注意です。3ヶ月ごとに，医師のもとで「おくすりチェック」を実施していれば，もう服用する必要のなくなった薬を飲み続けることは避けられます。

市販薬に対する注意事項

　高齢者による処方薬の消費量は，一般人の3倍と言われていますが，市販薬については，この数字がさらに跳ね上がることになります。処方薬と違い，処方箋なしで入手できる市販薬は安全だと思われがちです。しかし，それら市販薬に含まれている有効成分の中には，高齢者にとって危険な成分も少なくありません。高齢者における薬物療法に詳しい精神科医マイロン・ウェイナーは，こう警告します。「市販の睡眠薬に含まれている成分の中には，効き目の非常に強いものもあり，高齢者が飲むと，思考が混乱したり，せん妄を起こしたりする可能性があります。

第 7 章　処方薬の誤用や依存の危険性の高い高齢者　139

ハーブ系の水薬にも注意が必要です。薬草は薬剤ではないから無害だと
思われがちですが，薬草の成分の中には，体内で他の薬と有害な反応を
起こすほど効能の高いものもあるのです。どんな薬であれ，自分がすで
に服用している薬と有害な相互作用を起こす危険性がないか，薬剤師や
医師に常に確認する習慣を身につけましょう」。

第Ⅱ部

不正に入手される処方薬

142　第Ⅱ部　不正に入手される処方薬

第8章
医師の手から流出する処方薬

　不正に流出する処方薬の大半は，医師の手からドクターショッピングをする患者の手に渡ったものであると，専門家たちは何年も前から警告してきました。こういった患者は，仮病を使って複数の医師から処方薬を手に入れます。

　こういった状況を招いている中で，医師はどんな役割を担っているのでしょう。アメリカ医師会は，医師，準医師資格者，上級看護師らによって不適切な処方が行われてしまう5つの原因を5-Dと名付けました。その5つとは，だまされる医師（Duped），時代遅れの医師（Dated），気が回らない医師（Distracted），悪徳医師（Dishonest），病んだ医師（Disabled）です。

だまされる医師

　医師は常にニセ患者に，だまされる危険にさらされています。仮病であることを見抜けずに，だまされて薬を処方してしまうのです。あの手この手で医師をだますニセ患者たちの創造力には呆れてしまいます。この詐欺師たちは，腰痛や偏頭痛，または，どんな病気の患者でも見事に演じてしまいます。この手のニセ患者は，薬名を指定して処方箋を要求してきます。症状の診断に関することや，別の治療法の提案には全く興味を示さないのが特徴です。

第8章　医師の手から流出する処方薬　143

　苦しんでいる患者を助けることや，痛みを取り除いてあげることを徹底的に教育された医療従事者たちは，依存症者から見れば，一番だましやすい相手です。絶対にだまされない医師などいないと言ってよいでしょう。

時代遅れの医師

　時代遅れの医師とは，昔のままの投薬治療法を今でも続け，昨今の処方薬乱用などの問題にも興味を持たないタイプです。過去の古いデータを基に決められた用法や用量をそのまま使い続けています。そのうえ，大半の医学部は規制薬物の処方に関する教育を十分に行っていないと感じている医師が多くいるのも事実です。長い間，薬物・アルコール乱用の問題は道徳の問題で，医療が関わるものではないとされ，医学部の教育課程から省かれてきました。コロンビア大学の国立アディクション薬物乱用センター（CASA）の調査によると，プライマリーケアの医師の中で，医学部において処方薬の流出に関する教育を受けた医師は19％，研修医になってから受けた者は39％，継続教育の中で受けた者が34％でした。

　同じ調査の中で，大多数の医師が，患者に対して，適切に薬物乱用の診断を下し，効果的な治療を提供する自信がないと答えています。アルコール依存症の適格な診断を下せると答えた医師は20％に過ぎません。違法薬物の使用については17％，処方薬については30％でした。アルコール依存症の治療プログラムが効果的だと感じている医師は4％，違法薬物乱用の治療プログラムに至っては2％の医師しか，その有効性を信じていませんでした。アディクションの診断を下し，その治療を勧める自信のある医師が少ない状況の中で，アディクションに苦しむ患者が求めるのは，まさにそういった医師なのです。アメリカ医師会の報告によると，全国の入院患者の20〜50％，プライマリーケアの

144　第Ⅱ部　不正に入手される処方薬

医師を訪れる患者の 15 〜 30％，精神科を訪れる患者の 50％近くまでも
が，アディクションの問題を抱えているのが現状です。これらの患者の
多くはアディクションの診断を受けることなく，問題は見過ごされてし
まいます。初期の段階で診断され，治療につながれば，アディクション
の深みにはまらずに回復できる可能性が高いことを考えると残念なこと
です。

気が回らない医師

　気の回らない医師とは，スケジュールが過密で，薬の処方に十分な注
意を払ったり，処方の記録の適切な管理をする余裕のないタイプです。
こういった医師は，患者の病歴などをしっかりと吟味せずに，薬の処方
箋を出すことが多いようです。

悪徳医師

　アメリカ医師会は，全国の医師の約 1％にあたる 5,000 〜 7,000 人が，
この悪徳医師の部類に入ると報告しています。医師免許を利用して麻薬
の密売をしているに等しいこれらの医師たちは「処方箋屋」とも呼ばれ
ています。医師全体から見れば，ほんの一握りの人数ではありますが，
この集団は膨大な量の処方薬を世間に流出させています。

　イリノイ州で発覚した事件は，たった一人の悪徳医師が起こす犯罪の
規模の大きさを物語っています。その医師と共犯者 16 人が，モルヒネ
系鎮痛薬ディラウディド約 6 万錠を流用した疑いで逮捕されました。彼
らが流失させた薬の末端価格は 1,700 万ドルにのぼりました。

　インディアナ州でも，ある医師が，処方薬セコナル，パーコセット，
プラシディル，バリウム，ファスティンを大量に処方していた疑いで逮
捕されています。捜査によると，適切な治療目的の処方は全体の 5％に

過ぎず，25 人ほどが入れるクリニックの待合室は，いつも処方箋目当てのニセ患者でいっぱいでした。この医師は，どんどん信用を失い，彼の発行した処方箋で薬を出してくれる薬局は町で 2 軒だけになってしまっていました。今は，2 軒とも店をたたんでいます。

　カリフォルニア州のある麻薬捜査官は，こう言いました。「依存症者の情報提供者と協力して悪徳医師を見つけ出します。情報提供者が言うには，悪徳医師のところへ行って，適当に症状を言えば，その医師が適当に病名を処方箋に書きこむ。あとは 150 ドル払えば，薬が手に入るってわけ。5 分もかからないよ，と」。

病んだ医師

　医師自身が精神疾患を抱えていたり，鎮痛剤・睡眠薬の乱用をしたりして，正常な医療行為ができなくなっている場合もあります。医療に従事する専門職の人々は，一般人よりも薬物依存に陥る危険性が高いと指摘する報告がいくつかあります。アメリカ医師会が行った調査では，医療従事者の約 15％が，それまでに薬物またはアルコールの問題を抱えた経験があると答えています。

　理由の一つとして，医療従事者は，規制薬物を手に入れやすい立場にあることが考えられます。ストレスを和らげるために，覚醒効果で職務をうまく遂行するために，比較的簡単に職場から薬を横領し，乱用してしまうのでしょう。医療従事者が一番多く乱用する物質はアルコール，二番目がオピオイド系薬物です。

　アディクション治療専門の医師であり，国立薬物乱用研究所の元ディレクターでもあるロバート・L・デュポン医師は，「医師免許をもらう者は，全員，薬物検査を受けるべきです。バスの運転手は薬物検査を受けなければならないのに，医師は受けなくてもよいというのは納得できません」と語ります。

薬物乱用を防ぐために，医師と患者がそれぞれ果たすべき責任

医師が果たすべき責任
- 第一に求めるべきものは，患者の心身の健全であること。
- 患者の既往歴と自らの診察に基づいて，患者の症状に対して包括的な診断を下す。
- 診断を裏付けるための検査や専門家のアドバイスを十分に活用する。
- 自分の専門の領域の範囲内で適切な治療を提供する。
- 処方した薬剤の副作用や潜在的毒性も視野に入れて，治療の経過をモニタリングする。
- 患者の症状が緩和されるまで，または他の医師に治療が引き継がれるまで，経過観察を続ける。

患者が果たすべき責任
- 医療的援助を求める際に，自分の状態が医師の治療によって完治または緩和されるものであることを確認すること。
- 既往歴を正直に正確に伝え，協力的な態度で医師の診察に臨むこと。
- 診察を受ける際に，治療を受けている他の医師と，それらの医師から処方されている薬の情報をすべて明らかにすること。
- 医師の手元にある，自分に関する検査の結果や，他の専門家からの資料は，必ず入手すること。
- 処方薬の服用方法を含め，治療に関する医師の指示に従うこと。
- 自分の症状を正確に伝えること。
- 治療が終了するまで，医師の指示通り診察を受け続けること。

第 9 章
薬局から流出する処方薬

　毎年，アメリカ国内で処方される薬の総数は約 40 億錠にのぼります。これらの処方薬の大半は，全国に 33,000 店ほどある薬局で売りさばかれます。大手のドラッグストアチェーン，スーパーマーケット，量販店が運営する薬局がほとんどです。それらの店でさばききれない分は，全国に約 20,000 店ある個人経営の薬局の売り上げとなります。

　処方薬の不正入手方法で一番多く使われるのはドクターショッピングですが，二番目に多いのが，処方箋を偽造して薬局をだます手口です。なぜ処方箋を偽造してまで処方薬を手に入れようとするのでしょう。まず考えられるのは，アディクションが背景にある場合です。それ以外の要因として，処方箋の偽造行為が，それほど重大な犯罪として扱われていないこともあるでしょう。明らかな被害者がいるわけでもなく，捕まる可能性も小さい。もし万が一，バレて逮捕されたとしても，刑罰はたかが知れたものです。もう一つの大きな要因は，金儲けです。入手した処方薬を売りさばけば，大金を手に入れることができます。

処方箋を使った不正入手法

　医療従事者等からの不適切な処方薬の流出は，ドクターショッピングをするニセ患者によるものが多いように，薬局からの流出は，「ファーマシーショッピング」をする顧客によるものが大半を占めます。ファー

148　第Ⅱ部　不正に入手される処方薬

マシーショッピングには，さまざまな方法があります。医療機関から処方箋の原紙を盗み出し，勝手に医師の署名を書いて使ってしまったり，実際に医師からもらった処方箋をたくさんコピーして，医師の署名の部分だけ書き換えて使ったり，医師のふりをして薬局に電話をして，自分宛の処方薬を処方させる手も使われます。

　ロバートはアメリカ中西部に住む 34 歳のビジネスマンですが，実は，裏では薬局から処方薬を不正入手する達人でもありました。

ロバート，34 歳 （ビジネスマン）

　1 年間ほどコカインを使いまくって，どうにもならなくなっていたころの話です。数十万ドルをコカインにつぎ込み，家も，友人も，仕事も失いました。もうコカインを買う金がなかったので，以前に乱用していた処方薬，モルヒネとデメロールをまた使いだしました。

　最初のころは，腰痛や背部痛を装って，実際に診察を受けてそれらの薬を手に入れていましたが，私のことを疑いの目で見る医師が増えてくるし，うまくいったとしても，必ずしも欲しい種類の薬が，欲しい分だけ手に入るとは限りません。このやり方で，薬物に依存した自分の身体を落ち着かせることがだんだんと難しくなってきました。そこで医師のオフィスや病院から処方箋用紙を盗み出すことを始めました。たくさんの医療機関から盗んだ処方箋用紙が 30 〜 40 種類も家にころがっていたころもありました。

　診察の予約を入れるだけで，賄賂として処方薬をくれる医師や歯科医師もいましたが，それだけでは，とうてい，私が必要な量の処方薬を手に入れるのは無理でした。住んでいた地域の，おそらくすべての薬局に，ニセの処方箋を持ち込みました。いつかは捕まるのではという恐れもありましたが，処方薬の受け渡しを拒否されることは，まずありませんでした。だからといって私のやり方が，とりわけ上手だったとも思っ

ていません。ごくたまに店頭でやんわりと断られるだけですんだのは，ほとんどの薬局において，怪しげな処方箋を持ち込む顧客への対処法を店員に教育していないだけの話だと思います。ただ商売になればいいと思っているのか，警察沙汰にするのが面倒くさいだけなのかわかりませんが，ニセの処方箋を持って行っても，まったく平気な薬局さえありました。そんな薬局には，薬でハイになったまま行ったりもしました。店員は絶対にわかっていたはずです。

　私がハマったのはデメロールというモルヒネ系の処方薬です。一日に，デメロールを 1,500mg 使っていました。50mg か 100mg の錠剤があり，かなりひどい痛みに対してでも，医師は 50mg を 4 時間おきに服用という指示を出すのが普通です。どんなに多くても 1 日に 300mg 以上服用することはない薬です。私自身，デメロール依存が進行し，時間が経つにつれ，どんどん深刻な状況に陥っていくのを実感していました。

　薬の入手に困ったことはありません。毎日，処方箋を 1 ～ 2 枚，薬局に持っていくだけでよかったのです。錠剤を生理食塩水に溶かして注射する方法が，私のお気に入りでした。オーバードーズ（過剰摂取）して救急車で病院に担ぎ込まれたことも何度かあります。薬を中心に一日がまわる生活は惨めなものです。嘘をついたり，だましたり，食べ物よりも，友達よりも，家よりも薬が大事で，もう死んだも同然な生き方をしていました。「お前は病気なのだから，助けを求めなさい」と，周りの皆からどんなに言われても，聞く耳を持ちませんでした。

　とうとう逮捕される日が来ました。今になって考えると，私は，本当は捕まりたかったのだと思います。助けを求めて，声にならない叫びをあげていたのです。最後のほうでは，ニセの処方箋に私の実名と本当の住所を，自分で書き込んでいました。

　逮捕された日，私は薬を手に入れるため，同じ薬局を二度訪れました。薬剤師は，さすがに怪しいと思ったのでしょう。二度目に行ったと

きは,「今,薬の在庫が切れているので,半分だけしか渡せません。すみませんが,あとで残りの分を取りに来てくれませんか?」と言われました。これは罠だという考えが頭をよぎりましたが,依存症者の悲しい習性でしょう,ほどなくしてから,私は残りの半分をもらいに,その薬局に戻って来ました。そのうえ,ちょっと待っていてくれと言われて,30分も店内で大人しく待っていたのです。

　薬剤師は警察を呼び,私はその場で逮捕されました。私は,これからの行く先を考え,恐れおののきましたが,それと同時に,これで苦しみから解放されるという安堵の気持ちも味わっていました。薬を使いながら,自分には助けが必要だと,頭のどこかでいつも感じていました。私と同じようなことをしていれば,誰でも最後は,かならず私と同じ目に遭うことになります。私の逮捕など遅すぎたくらいです。

　私のやった犯罪に対して,5～10年の懲役刑という判決が出ましたが,幸いなことに,執行猶予が付きました。今,私は薬物依存から回復しています。あちこちの薬物依存の自助グループに参加し,私の体験談を話させてもらっています。処方薬の乱用やアディクションについて本当の意味で理解している人は非常に少ないと思います。私の場合ほど極端ではないとしても,たくさんの人が処方薬を乱用しているのは事実です。処方薬の乱用者の多くは,医師がくれる薬だから大丈夫だと考えています。

薬局から盗み出される処方薬

　アメリカ国内における処方薬依存症の明らかな増加に伴い,処方薬目当ての盗み,強盗,盗難といった犯罪も増えてきています。犯人は内部の者の場合もあれば,外部の者の場合もあります。

第9章　薬局から流出する処方薬　151

内部の者による犯行

　仕事で処方薬を取り扱う立場にいる人の数は年々増え続け，不正流出の危険は高まるばかりです。薬局においては，身元調査をせずに雇える店員や調剤テクニシャン，研修生として働きに来る薬学部の学生たちも，処方薬がいつでも手に届く場所で仕事をしている状況です。かつて麻薬取締局で，30年間に渡り不正に流出する処方薬の捜査に携わっていたジョン・ムドリは，状況をこう語っています。「多くの薬局が，高校生をアルバイトの店員として雇っています。その中には，処方薬を盗むことに手を染めてしまう者も出てきます。たくさんの薬局経営者から話を聞いてきましたが，薬の盗難に関しては，従業員が関わっているケースが一番多いです。フロリダ州ブラデントンという町で起きた事例では，10代の女性店員が，自分で作成したニセの処方箋を友人に渡し，その友人にドライブスルーの顧客として来店させ，バイコディンやロータブといった処方薬を手渡すという手口を，逮捕されるまで2年間も続けていました」。

　そんな背景の中，大手ドラッグストアチェーンでは，従業員による詐欺や盗みを防ぐためのチームを警備体制の中に新たに加えるなどして対抗しています。薬の不正入手が発覚した場合，その従業員は解雇されるだけでなく，警察に引き渡されることになります。

　アディクションは患者の職業を選びませんから，当然，薬剤師の中にもアディクションを発症する人がいます。薬剤師の場合，依存対象としてアルコールよりも処方薬を選ぶ傾向があるようです。前章で述べたように，100人に1人ぐらいの割合で，処方箋の不正発行などに手を染める悪徳医師は存在します。同じように，やはり100人に1人ぐらいの割合で，規制薬物の不法な流用に手を貸す薬剤師が存在するのです。

外部の者による犯行

　過去10年間，アメリカ国内における薬局を狙った盗みや強盗の件

数の増加が見られます。強盗の場合は，本人が薬欲しさに犯罪を犯す
ケースが多く，侵入窃盗の場合は，大量の処方薬を手の込んだやり方で
盗み出し，転売して金儲けをするケースが多いようです。これらの分
析は RxPatrol 情報センターのアセスメントによるものです。薬局にお
ける強盗，盗み，詐欺，従業員の不正行為，積み荷荒らしに特化した
RxPatrol という情報センターが Purdue Parma の出資により 2003 年に
創設されました。

　このプログラムの流れは以下のようになります。薬局を狙った犯罪が
起きると，その捜査に関わった警察官，薬局の従業員，警備スタッフか
らの詳細な情報が，www.RxPatrol.com というウェブサイトにインター
ネットを介して送られてきます。蓄積された情報は分析されて，全国に
散らばる 2,500 人の薬物不正流出調査官に毎日のように発信されていま
す。

　創設以来，RxPatrol は 4,400 件もの薬局における犯罪事例を分析して
きました。RxPatrol のコンサルタントを務める，捜査歴 29 年のベテラ
ン警察官リチャード・コンクリンは，このプログラムの有効性を以下の
ように説明しています。「強盗や侵入窃盗などの犯罪の捜査には，犯行
の手口，犯人の特徴，警備カメラに残った映像などが有力な手掛かりと
なります。こういった情報を，全国規模で手際よく共有しあうことに
よって，速やかな犯人逮捕が望めるようになりました。この手の犯罪の
場合，犯人は同じ手口で何度も同じ犯行を，郡や州をまたいで繰り返し
ます。例えば，インディアナ州の 2 人組の男女が 4 つの州にまたがり
66 回の犯行を重ねたケースがあります」。

　また RxPatrol は洗練されたソフトウェアを使い，薬局における犯罪
の傾向分析や，ドラッグストア業界の脆弱性評価も行っています。薬局
を狙った犯罪のパターンや傾向を知り，処方薬盗難の危険性を最小限に
とどめるために必要な情報を，常に全国の薬局に提供しているのです。

第 9 章 薬局から流出する処方薬 153

処方薬の不正流出を招く他の要因

利益優先主義

薬剤師の中には，売り上げノルマの達成に追われ，怪しげな処方箋を調べている暇などない場合があります。アメリカ中西部のある薬局で働く薬剤師は，その様子をこう語ります。「われわれの仕事は気が滅入ることがよくあります。以前，上司に，『お前に給料を払っているのは，薬を売るためだ。顧客の処方箋を調べている時間があったら薬を売りなさい！』と言われたことがあります。一日に200 〜 400 もの処方箋をさばくようになってくると，多くの薬剤師は，いろいろと心配になってきます」。

その職場の人員配置にもよりますが，薬剤師や調剤テクニシャン［監訳者注：調剤技師。薬剤師の監督下で働き，調剤でき，自動調剤機操作ができなければならない。高卒以上の資格が必要で，最低 15 週間にかけて 600 時間の教育プログラムが求められている］が，怪しい処方箋を差し出されても，適切に対応する時間が持てない場合があります。従業員の数の足りない職場では，薬剤師も限られたところにしか注意を払えなくなります。例えば，ある顧客が新しい薬の処方箋を持ってきたら，その顧客が服用している他の薬との相互作用の有無を必ず確認しなければなりません。有害な相互作用は死につながる可能性さえあるのです。

薬剤師と顧客のなじみのなさ

昔は，街角にある小さな薬局の薬剤師と常連の顧客たちは，よく知り合った仲でした。そんな時代でしたから，怪しげな処方箋を差し出す人は，ひと際，目立ちました。現代のように，巨大なドラッグストアにおいて，多くの顧客が処方薬を受けとりに来る中で，ひとにぎりの怪しい顧客に薬剤師が気がつかなくても不思議ではありません。多くのチェー

154　第Ⅱ部　不正に入手される処方薬

ンストアでは，薬剤師を店舗から店舗へと定期的に移動させるローテーション制度を取り入れ，フローターと呼ばれる従業員（同じ店舗で長い期間は働かずに転職してゆくタイプ）を多く雇っているので，さらに顧客との距離は遠ざかり，疑わしい顧客を見つけるのは困難になります。

インターネット上の不法取引

　過去10年ほどの間に，処方薬の流出問題において，インターネットの存在が大きな比重を占めるようになりました。昨今では，規制薬物をインターネット上で購入できます。ネットで不法に処方薬を売りさばくグループは，国内で認可を受けた合法の薬局ではありません。多くの場合，国外に本部を置く医薬品業界とは無関係の集団です。医師の処方箋なしでも処方薬の購入が可能なサイトがたくさんあります。コロンビア大学の国立アディクション薬物乱用センター（CASA）は，2007年に210時間にわたるオンライン調査を実施し，鎮痛剤を含めた種々の処方薬がネット上で取引されていることを確かめました。調査報告によれば，規制薬物が売られているサイトの数は187あり，そのうちの84％のサイトでは，処方箋なしでも処方薬が購入できることが確認されました。

　アメリカ食品医薬品局（FDA）は，このようなサイトから薬を入手するのは非常に危険だと指摘しています。ネットで購入された薬について以下のような可能性があるとして警告を発しています。

- 有効成分を含んでいない，偽物である。
- 薬効が強すぎたり，弱すぎたりする。
- 有害な成分を含んでいる。
- 使用期限が切れた古いものである。
- 認可を受けていない薬である。

- 安全基準を守らずに製造された薬である。
- 不正確なラベルが貼られ，不適切な保管場所や輸送方法を経ている。
- 他の処方薬と有害な相互作用を起こす。

　これらに加えて，こうしたインターネット薬局の運営者は，個人情報の管理にも問題がある場合が多いのです。

　アメリカで処方薬を安全に購入できるウェブサイトは，国内に本拠地を置き，営業する州の薬剤師会の認可を受けて運営されています。医師の処方箋がなければ購入はできません。顧客の質問には担当の認定薬剤師が応じるシステムを持っています。

不正なネット取引の法的な規制

　2006 年に連邦議会において，インターネットによる薬物の違法取引の問題について証言したマーサ・ファルコは，薬物乱用問題への有効な対処法を追及する研究機関ドラッグ・ストラテジーの代表も務めています。ファルコはこの問題について，次のように語っています。「サイバースペースは，薬物の違法取引業者に，理想的なビジネス環境を提供し，解決の困難な問題を司法当局，政治家，一般の人々に投げかけています。国内の薬物取締法をかいくぐって処方薬をネット上で取引する手口が定着してしまいました。複数の名前の違うウェブサイトをアメリカ以外の国々で立ち上げ，国外の人間が運営する形で薬物を違法販売しています。税関で押収されても，薬が顧客の手に届くまで繰り返し発送を重ねることを製造者が保証しています。最近の調査では，これらの薬物違法取引ウェブサイトにサーバーを提供している国としてロシア，ウクライナ，南アジア諸国の名前があがっています。

　たとえば，『No-Prescription（処方箋なし）』という名前のウェブサイトがウズベキスタン国内のサーバーに存在し，そのウェブサイト上の会社の住所はメキシコにあり，その会社に注文すると商品の薬はパキスタ

156　第Ⅱ部　不正に入手される処方薬

ンから配送され，代金等の支払いはケイマンアイランドの口座に振り込むシステムです。会社のオーナーはマイアミで暮らしています。そして何かあると，すぐに会社ごとなくなり，すぐに，名前を変えて別の会社として別の場所で立ち上がります」。

薬物のインターネットによる違法取引の取り締まり

　インターネットでの薬物売買について調査報告を行った国立アディクション薬物乱用センター（CASA）の研究者たちは，ネットを使った違法販売者に対処するための提案事項を以下のようにまとめています。

- 麻薬取締局認定医が発行した処方箋の原紙を確認せずに，オンラインで処方薬を販売および購入することを，議会は法律によって明確に禁止すべきである。
- 認定されていない違法販売者を取り締まるためにも，オンラインの処方薬販売サービスの認定制度を確立すべきである。
- 認定されていない業者からオンラインで処方薬を販売および購入するのは違法行為であること，そのようなサイトはブロックするようにとの警告をプロバイダから，はっきり提供してもらう。
- 認定されていない業者から処方薬を購入する事の危険性や違法性を，国民に対してネット上で周知する作業を政府主導で行う。
- 違法業者からの処方薬の購入取引が成立しないよう，麻薬取締局，クレジットカード会社，郵便為替発行者が協力して対策を打つ。
- 郵送業・配送業の従事者に，処方薬の違法取引を見抜くためのトレーニングをする。
- インターネットを使った処方薬違法取引の取り締まりを強化するように国務省が他国の政府に働きかける。

　CASA 報告書の中で，研究者たちは，連邦政府，インターネットプ

ロバイダ，運輸業者，金融業者，非営利活動団体等が，一致協力して処方薬の違法なインターネット取引を取り締まる全国規模の情報センターを立ち上げる必要性を強調しています。

第III部

薬物乱用を抑制する努力

160 第Ⅲ部 薬物乱用を抑制する努力

第 10 章
処方薬モニタリング・プログラム

　処方薬依存の経験者は，たいていの場合，処方薬を複数の医師や薬剤師から入手する，あの手この手を知っているものです。身近に処方薬依存症者がいる人は，なぜ多量の処方薬がいとも簡単に手に入ってしまうのだろうと，いつも疑問を抱いています。

　今日では，多くの州が PMP と呼ばれる処方薬モニタリング・プログラムを導入し，薬物の乱用を抑える努力をしています。このプログラムは，鎮痛剤，精神安定剤，精神刺激薬などの規制薬物を大量に入手している個人を割り出す機能を持っています。

モデル・ステート・ドラッグ法

　1992 年の大統領諮問委員会において，当時，国内に蔓延していた薬物乱用問題の危機を乗り越えるためにモデル・ステート・ドラッグ法が制定された結果，多くの州で処方薬モニタリング・プログラムの活用が始まりました。この法律が，いくつかの州で実際に運用されたのは1994 年 1 月でした。既成の法律の一部を特定の目的を達成するために調整し，州議会を通して運用できるようになりました。

　モデル・ステート・ドラッグ法は，元来，アルコールや違法ドラッグの乱用を抑えるために制定されたものでしたが，時代の流れで処方薬乱用の問題にも適用されるようになりました。そして諮問委員会は，処方

薬の正規の流通を妨げずに，違法な取引だけを取り締まるために，処方薬の取り扱い責任に関する法律を草稿しました。モデル・ステート・ドラッグ法全国同盟の理事を務めるシェリー・グリーンは，「この法律が的確に運用されれば，モニタリング・プログラムが効果的に働き，多くの人々を，薬物の乱用や依存によって苦しむ前に救うことができます。これらの問題が，起きてしまった後に対処する法律は数多くあります。しかし，この法律は，悲劇を未然に防ぐチャンスを，われわれに与えてくれるものなのです」と語りました。

　処方薬の取り扱い責任に関する法律の核心は，電子監視システムを普及させることによる違法性の高い薬物売買の取り締まり強化です。規制薬物を受け取る患者，処方箋を出した医師，処方薬を渡す薬剤師に関するデータを，システム内の基準データと照らし合わせることによって効率のよい取り締まりが実現できます。処方薬乱用とその背後で社会に悪影響を与えている業者を取り締まるための基盤を，各州に提供できるものとなっています。このモニタリング・プログラムの効果を以下に挙げましょう。

- 薬物乱用者が薬物を手に入れづらくなる。
- 偽造処方箋を使った者は，取り調べを受けたり，依存症の治療を勧められたりする。
- 同じ病気の治療のために，複数の医師や薬局を訪れるドクターショッピングやファーマシーショッピングの行為を見つけ出す。
- 司法当局が違法取引を素早く察知できるようになる。
- 処方薬問題の実態を，各州レベルで明らかにすることにより，教育プログラムの作成，および法律や政策の調整がスムーズに行えるようになる。

　住んでいる州に，このような薬物モニタリング・プログラムがある

162 第Ⅲ部 薬物乱用を抑制する努力

かどうか知りたい方は，モデル・ステート・ドラッグ法全国同盟のホームページ（www.namsdl.org.）をご参照ください。

処方薬モニタリングシステムのしくみ

　顧客が処方箋を持参し，薬局で薬を受け取る毎に，薬局は州政府が管理する処方薬データベースに情報を送ります。送られる情報は，処方者の氏名と麻薬取締局登録ナンバー，薬局の店舗ナンバー，顧客（患者）の氏名とIDナンバー（免許証ナンバー等），処方薬の効力と形態を表すナショナル・ドラッグ・コードが主なものになります。受け渡された処方薬の量や日付も合わせて送られます。

　モニタリング・プログラムには，リアクティブとプロアクティブの2つのタイプがあります。リアクティブ・プログラムは，医師や薬剤師，または警察関係者が必要に応じてログインし，ドクターショッピングの疑いのある患者などの処方薬受取の履歴が閲覧できるものです。患者が本当に必要な医療を受けにきているのか，それとも，依存症を患い必要以上の処方薬を入手しようとしているのかを医療従事者が見分けなければならないときに役立ちます。また，警察が，処方薬の違法入手をしている者を探し当てるために，利用することもできます。

　プロアクティブ・プログラムは，処方薬の不正入手が疑われた時点で，その個人の情報を，システムが自動的に関係機関に送りつけるプログラムです。報告に基づいて，素早い身元調査や取り調べが可能になります。取り締まりの強化に熱心な州は，プロアクティブ・プログラムを活用する場合が多いようです。

薬物の分類に従いモニタリングを実施する

　処方薬のモニタリングを実施している州は，その州が選択した分類法

に従って，対象となる薬物の流通を監視します。規制薬物は，その分類法に基づいて，まずランク付けされます。既存の薬物は，概ね，以下の要因を検討することによって分類されます。

- 身体や精神に及ぼす潜在的有害性がある
- 乱用を誘発する危険性がある
- 医療目的での使用が認可されている
- 医師の指示の下で安全に使用できる

　これらの分類法はどのように成立したのでしょう？　乱用される危険性の高い薬物が，数多く市場に出回っている状態を鑑み，それらの規制薬物の製造，流通，販売を管理しやすくするために，議会は1970年に統制薬物法を成立させました。この法律によって，すべての規制薬物は5つのカテゴリーに分類されました。たとえばヘロインやコカインなどの，違法薬物はスケジュールⅠドラッグに分類されます。これらの薬物は乱用の危険性が非常に高く，国内においては医療目的での使用価値は認められておらず，合法的に入手する方法はありません。スケジュールⅡ〜Ⅴに分類される薬物は，医療目的での使用が認められているが，乱用の危険性もある薬物です。スケジュールⅡに分類される薬物は，最も乱用の危険性の高いもの，スケジュールⅤは最も低いものです（巻末の付録Aに規制薬物のスケジュール分類が載せてあります）。

各州で実施されている処方薬モニタリング・プログラム

　医療機関からの処方薬の不正な流出を防ぐために各州が実施している処方薬モニタリング・プログラムをいくつか紹介しましょう。

164　第Ⅲ部　薬物乱用を抑制する努力

オクラホマ州

　オクラホマ州は，処方薬モニタリング・プログラムを実施するにあたって，全国に先駆けて電子監視プログラムを導入した州の一つです。1991年1月からモニタリングが始まりましたが，開始時は，スケジュールⅡの薬物の流通のみを監視するものでした。2006年よりスケジュールⅢ～Ⅴの薬物のモニタリングも加えられました。

　オクラホマ州のプログラムは，薬物の処方に関わる医師や薬剤師，または警察関係者の依頼に応じて，疑わしい患者の情報を提供する仕組みです。プログラム・マネージャーを務めるドン・ヴォグトは，プログラムの効果についてこう語っています。「患者の情報を依頼してくる人の99％は医師でした。つまり，この監視システムはドクターショッピングを防ぐのに効果的だったわけです。ある患者は66人もの医師から睡眠薬の処方箋をもらっていました。1つのクリニックを利用している患者の中から62人ものドクターショッピングをしている患者が見つかった例もあります。2006年までは，ひと月に平均で120件のドクターショッピングがありましたが，現在は20～30件に減っています」。このプログラムでは，処方箋を発行する医師も監視の対象になりますが，ヴォグトによれば，不正な処方をする医師は，それほど多くないとのことでした。「われわれの州には14,000人の医師がいますが，疑わしい処方で取り調べの対象になった医師の数は，全体の1％にも満たないでしょう」。

　オクラホマ州の監視システムの運営費用は年間にして約350,000ドルです。

ケンタッキー州

　ケンタッキー州のモニタリング・プログラムは，ケンタッキー・オール・スケジュール・プレスクリプション・エレクトロニック・レポートの頭文字をとって通称キャスパー（KASPER）と呼ばれています。1999年より実施され，スケジュールⅡ～Ⅴの薬物の流通を監視してい

ます。インターネットと連動したプログラムで，医師，薬剤師，警察
関係者のリクエストに応じて 15 ～ 20 秒という速さで情報を提供でき
るシステムです。

　処方薬の監視プログラムが初めて採用されたときは，多くの医師が
その運用に反対していました。州政府の監視によって，患者が本当に
必要としている多くの薬，とりわけ鎮痛剤の処方箋が出しづらくなる
のではと懸念したのです。しかし，プログラム導入後に実施された統
計調査の結果によると，監視プログラム導入後に，処方箋の出し方に
変化が見られた例は見受けられず，ほとんどの医師が好意を持って監
視システムを受け入れていることがわかりました。

　プログラム・マネージャーを務めるデーブ・ホプキンスは，「2000 年
には，医師から 36,172 件の情報提供の依頼がありました。2007 年に
は，それが 361,658 件に増えています。依頼件数が 10 倍に伸びたので
す。93％は医師からの依頼です」と導入後の経緯を説明しました。

　調査の結果によると，監視プログラムに満足している医師は 92％，
キャスパーがドクターショッピングをする患者の判別に役立っている
とする医師は 95％ということでした。さらには，このシステムのおか
げで，麻薬性処方薬の処方箋が，かえって出しやすくなったと報告す
る医師も多くいることがわかりました。ケンタッキー州の監視システ
ムの運営費用は年間にして 350,000 ドルです。

ネバダ州

　ネバダ州では，1997 年 1 月に処方薬の電子監視プログラムが導入さ
れました。スケジュールⅡ～Ⅳに分類される全薬物の流通を監視する
システムです。処方に関わる医師や薬剤師は州のデータベースに保管
されている患者の情報を閲覧し，その患者が他の医療機関から入手し
ている処方薬の有無をチェックすることができます。このシステムを
活用することによって，医師はドクターショッピングをする患者に狙

166　第Ⅲ部　薬物乱用を抑制する努力

われる心配がなくなりました。さらに，処方薬依存症に陥っている患者に対して，警察に通報するのではなく，依存症の治療につなげるような対応をとる際の段取りにも，このシステムは有効性を発揮しています。

　プログラム活用の履歴を遡ると，導入当初から，その役割を非常によく果たしていたことがわかります。監視システム導入直後から，ドクターショッピングの件数が激減しました。初年度には，182名の人物が潜在的ドクターショッパーとしてデータベースに記録されました。平均値を使ってプロフィールを表すとすれば，159通の規制薬物の処方箋を，22人の医師から受け取り，16店の薬局で処方薬を受け取っている人物たちです。監視プログラムに最初に引っかかった大物のドクターショッパーは，12ヶ月の間に，80人の医師から，216通の処方箋を受け取り，84ヶ所の薬局で処方薬を受け取っていました。

　プログラム導入直後から，有用な情報が医療従事者等とモニタリング・システムとの間で双方向に行き交い，処方薬乱用の疑いのある患者についての医師からの問い合わせ件数も伸び続けています。年間のプログラム運営費用は300,000ドルです。

カリフォルニア州

　カリフォルニア州では2008年に「規制薬物利用状況の再調査・評価システム」と呼ばれる処方薬モニタリング・プログラムの本格的実施へ向けて，大きな前進が見られました。アメリカ国内で最大規模の患者に関するデータベースが実現されようとしています。将来，システムがフル稼働すれば，医師や薬剤師はデータベースにアクセスして，患者の薬歴を閲覧することができるようになります。ドクターショッピングや処方薬の不正入手取り締まりの強化に大きく貢献することになるでしょう。

　過去において，カリフォルニア州検事総長事務局には，患者の薬歴を問い合わせる医師や薬剤師からのファックスや電話が年間60,000件ほど寄せられていました。1件の問い合わせに対応するのに数日間かかり

ます。監視プログラムを使えば，医療従事者等は患者の薬歴を数秒足らずで閲覧できるのです。

　カリフォルニア州における処方薬監視プログラムの実現の裏には，パック夫妻の多大な貢献があります。ボブ・パック氏とカルメンさんはご夫婦で，州政府がプログラムを立ち上げるために必要な資金350万ドルを寄付金を募って調達しました。ご夫妻には，かつて子どもが2人いました。10歳のトニーと7歳のアラーナです。2003年のある日，この2人の子どもが歩道を歩いていると，突然，車が縁石を乗り越えて歩道に飛び込んできました。残念なことに，2人は，この車に轢かれて命を奪われてしまいました。車を運転していた女性は，複数の医師から6種類もの処方薬を不正に入手し，それらを乱用したあげくの事故でした。この女性は，後の裁判において二級殺人の罪で禁固30年の判決を言い渡されています。

ニューヨーク州

　ニューヨーク州政府が，処方薬のザナックスとヴァリウムのモニタリングを始めたのは1972年のことです。それ以来，この監視プログラムは徐々にアップグレードされ，2000年にはスケジュールII〜Vの処方薬がすべてモニタリングされるようになりました。このプログラムは，データベースに集められたデータに基づいて，月1回，医療従事者等に報告が届く仕組みになっています。報告書の内容は，例をあげれば，30日間以内に複数の医師を訪問した患者の氏名のリストなどです。ニューヨーク州麻薬執行局のディレクターを務めるジェームス・ジグリオは，プログラムの運用について，こう述べています。「われわれは，処方箋を出した医師等を取り調べたりはしません。ただ，そういった患者への対応として，依存症の治療につなげるか，または疼痛治療の専門家に紹介することを，医師等に勧告します」。

　2007年では1ヶ月間に8〜9人の医師を訪れた患者740名の氏名が，

168　第Ⅲ部　薬物乱用を抑制する努力

監視プログラムによって報告されました。これらの患者が接した医師の数は延べ 4,500 人，発行された処方箋の総数は 11,000 通にのぼります。

　ニューヨーク州の監視プログラムでは，モニタリングだけでなく，すべての医療従事者等に専用の処方箋用紙を配布しています。それらの用紙には，先端技術を駆使した工夫が施され偽造が困難になっているうえ，医師の名前と通し番号が印刷されています。処方箋用紙の紛失や盗難があった場合，医師は，その件を通報することが義務付けられています。ニューヨーク州の監視システムの運営費用は年間にして 1,700 万ドルです。費用の大半は，専用の処方箋用紙の製造にかかる経費です。

監視プログラムによる投薬治療への悪影響はない

　監視プログラムが実施され始めたころ，処方箋に対する監視行為は，投薬治療，とりわけ鎮痛剤の必要な患者への治療に悪影響を及ぼすのではないかと，多くの医師が懸念を表明しました。しかし，時と共にプログラムは洗練され，そういった反対意見は聞かれなくなりました。不正をはたらくドクターショッパーと本物の患者を見分けるのに，監視プログラムが大いに役立つことがわかり，当初，懸念していた投薬治療に支障をきたすような悪影響は及ぼさないことが理解されました。

　ニューヨーク州の監視プログラム運用歴をひと目見れば，医師による正規の鎮痛剤処方は全く影響を受けていないことがわかります。2003 年から 2006 年の間に，ニューヨーク州の医療機関から処方された鎮痛剤の量は，200 万錠から 450 万錠と 2 倍以上の伸びを記録しています。ジグリオは，この件について以下のようにまとめました。「われわれは，あなた方の敵ではなく味方ですと，医師の先生等に根気よく説明してきました。処方薬の不適切な流出を防ぐことで，医師を含めた市民全体を守ることが，私たちの使命なのです」。

第 11 章
警察・司法関係者の努力

　ドクターショッピングや処方箋の偽造は明確な違法行為です。多くの州で重罪にあたります。それならば，当然，警察・司法当局はそれらの犯罪の取り締まりに尽力しているかというと，必ずしもそうとは言えないのが現状です。多くの都市において，処方薬に関する違法行為を取り締まる部署への人員配置と予算配分は不十分です。

　歴史的に見ても，一般市民にとって処方薬の乱用は，長い間，それほど重大な問題ではありませんでした。その市民感情を反映してか，処方薬の問題に対する行政側の態度も熱意を持ったものとは言えません。捜査や取り締まりに関わる警官等の訓練や予算配分に関しても，焦点はほぼ違法ドラッグの取り締まりへと当てられてきました。全国薬剤違法流用捜査官連盟の代表を務めるジョン・バークは，この問題の経過を次のようにまとめました。「医師や薬剤師等は，ずっと前から，処方薬の問題に気づいていましたが，通報しようにも，行政の側にその問題に対する窓口が存在しませんでした。問題を訴える場所がないのですから，医療従事者は何もできませんでした」。

　処方薬の不正な取り扱いに対して，警察が，前よりも積極的な姿勢で取り組むようになったのは，ここ数年のことです。この問題に対して，やっと重い腰を上げ始めました。

170　第Ⅲ部　薬物乱用を抑制する努力

地域レベルでの取り組み

　ルイスヴィルはケンタッキー州にある人口100万人程度の町ですが，処方薬関連の違法行為に対しての取り締まりが，他の同規模の都市に比べると，ひと際厳しいことで知られています。2006年から2007年にかけて，市警察では4人の刑事と巡査部長が都市部薬物取締り班に所属していました。この2年間だけで，このチームが逮捕した容疑者は414人，押収した約13万9千錠の処方薬は，ほぼすべて違法な手段で入手されたものでした。

　スタン・サルヤーズ巡査部長が，これまでの経緯を説明してくれました。「市内の医師や薬剤師は疑わしい顧客や患者について，絶えず報告してくれていました。われわれは医療従事者との連携体制を，何年もかけて，ていねいに構築しました。通報は24時間体制で受け付けていますし，処方薬関連事犯専用のファクシミリが設置してあります。ファックスによる通報や情報提供が毎日のように届きます」。

　ここで見落としてはならないことは，ルイスヴィルほどの取り締まり体制が整備されていない他の多くの町でも，日々，同じように処方薬の不正入手を企てる犯罪が起きていて，その地域の警察は，十分とはいえない現状の取り締まり体制の中で，それらに対処せざるを得ないという事実です。

　オハイオ州のいくつかの町も，処方薬関連犯罪への取り締まりが比較的に充実していると評価されています。クリーブランドから15マイルほど離れた郊外にあるウェストショアという町で，薬物事犯専門の捜査官を務めるデール・スミスの担当地区には約20万人の市民が暮らしています。スミスは町の状況について，「この地域での処方薬の違法入手の手口は，主にドクターショッピング，または処方箋の偽造や改ざんによるものです。2年前，ある若い男性は，101人の医師から処方箋を受

処方薬の違法入手がはびこる要因

- **処方薬の乱用者は悪賢くなる傾向がある。**

  処方薬は，純度，効き始めるタイミング，効能持続時間等の情報がはっきりしているので，乱用者はオーバードーズ（過剰摂取）の危険が避けやすいと思っていたり，また，うまく組み合わせて一定の精神的効果を思い通りに得る方法を工夫します。

- **犯行がバレたり逮捕される危険が少ない。**

  アメリカでは，処方薬の不正入手が目的で医師や薬剤師に対して詐欺をはたらいても，軽犯罪としてしか扱われません。それに比べ，違法ドラッグに関わる犯罪は重罪です。比較的に入手しやすいことも大きな要因となっています。

- **金儲けができる。**

  処方薬は，違法ドラッグよりも安価で手に入ります。もし正規の小売価格で購入できた場合，それを転売することで，かなりの利益が見込めます。ディラウディドという鎮痛薬が，薬局で正規に購入すれば1錠2ドルですが，転売すれば1錠あたり50〜100ドルで売ることができます。

- **職場での尿検査を心配する必要がない。**

  職場の採用条件としての尿検査で陽性反応が出ても，薬瓶を提示するなど処方薬を服用していることを相手に伝えれば，問題にされないことが多いです。時には，尿検査そのものが免除になったりします。

- **エイズなどの病気に感染する心配がない。**

  HIV感染の危険がある違法ドラッグよりも，純度も高く，注射する必要がない経口処方薬のほうへユーザーがシフトしています。例をあげれば，ヘロインの静注からディラウディド錠剤への切り替えなどがあります。

172　第Ⅲ部　薬物乱用を抑制する努力

け取り，50店舗の薬局から大量のバイコディンを入手し，1日50錠の
ペースで飲んでいました。この事例は，確かに飛びぬけたケースです
が」と語りました。2007年だけで，スミスが，処方薬関連の違法行為
で取り調べた容疑者の数は104人にのぼります。また，彼は，オハイオ
州でも処方薬監視プログラム導入の成果が出始めていることを指摘しま
した。

州レベルでの取り組み

　処方薬関連の違法行為に対する州レベルでの取り締まりは，州警察の
捜査官や医薬品規制委員会のメンバーによって取り組まれています。規
制委員会のメンバーは，薬剤師，看護師，医師などで構成されていま
す。規制委員会は違反者を逮捕する権限を持たないので，調査を終えた
段階で，州警察に対応を委ねます。

　処方薬関連犯罪を取り締まるための予算が十分におりる州は少なく，
ほとんどの州において，他部署の職員からのサポートで取り締まりが成
り立っているのが現状です。州によっては，捜査官が1人か2人しか配
置されていない地域もあります。

　バージニア州は，処方薬の関わる違法行為の取り締まりに，いち早
く，十分な予算をつけて取り組み始めた州の一つです。バージニア州警
察の処方薬犯罪取締班には17人もの捜査官が配備されています。これ
だけの数の職員を，処方薬関連犯罪の捜査に配置している州は，滅多に
ありません。この捜査班の摘発対象は2つのグループに分かれます。一
つはドクターショッパーや処方箋偽造犯です。このタイプの犯罪者は，
自身がアディクションになって自己治療している者と，転売して金儲け
を企む者とに分かれますが，両方の目的を兼ねて不正入手する者も中に
はいるでしょう。もう一つのタイプは，医療従事者です。処方薬を不正
入手している医師，看護師，薬剤師で，自ら使用している場合が主です。

ドクターショッパーの取り締まり

　バージニア州では，以下のような流れで，多くのドクターショッパーが摘発されています。ドクターショッピングの疑いのある者の情報が，捜査班に提供されます。提供者は，本人のかかりつけの医師や薬剤師，または家族や知人の場合が主です。担当を任された捜査官は，まず医師や薬剤師から事情を聴きながら，容疑者が2人以上の医師から同じ種類の処方薬を入手しているかどうか調べます。もし正確な薬歴を知っていたなら処方箋は出していないと証言する医師が1人でもいれば，ドクターショッピングの容疑は成立します。バージニア州では，ドクターショッパーは9日に1人の割合で，処方箋偽造犯は10日に1人の割合で，逮捕されています。

処方薬密売の取り締まり

　処方薬の転売を目的とする犯罪者の数は，自分で使用するドクターショッパーの数には，到底及びませんが，それでも密売者1人の逮捕は，ドクターショッパー1人の逮捕よりも，社会的意義の面では大きな成果を上げることができます。ですからバージニア州警察の処方薬犯罪取締班は，密売者摘発にも大きな比重を置いて取り組んでいます。以前，この取締班は，バージニア州，メリーランド州，ワシントンDCをまたいで処方薬の不正取引を行っていた密売グループを摘発しました。このグループは，偽造した処方箋を使い鎮痛剤のディラウディドを大量にさばいていました。ニセの処方箋に実在する医師の名前と登録番号を勝手に書き込んで使っていました。処方箋を出した医療機関の連絡先の欄には，組織の回線の番号を書き込み，薬剤師などからの問い合わせには，病院の職員になりすました密売グループのメンバーが対応していました。この密売グループのメンバーは全員，逮捕されています。

174　第Ⅲ部　薬物乱用を抑制する努力

医療従事者の取り締まり

　医療に従事する者がアディクションに罹る率は，一般人に比べて高い
と言われるのは，依存性のある薬物が手に入りやすいことや，ストレス
の高い職場環境であることがその要因とされています。バージニア州に
おける処方薬犯罪の統計数値も，この定説を裏付けています。同州にお
いては，10日に1人の割合で医師が取り調べを受け，35日に1人の割
合で医師が逮捕されています。医療従事者全体で見ると，6日に1人の
割合で逮捕されています。

地域での教育プログラム

　州警察の取締班による，各関係機関に対しての教育プログラムの実施
も，バージニア州での処方薬関連問題への取り組みが，大きな成果を上
げている要因の一つであると言えます。病院の管理者や職員をはじめ，
医師，看護師，薬剤師等への，継続的な教育が行われています。不正行
為を見抜く方法，乱用されやすい薬物，薬物犯罪に関する法律などを
テーマにしたセミナーがプログラムとして提供されています。

他国からの密輸

　2004年，オハイオ州の捜査官が，ある処方薬の密輸ルートを摘発し
ました。かねてから州警察は，国内では販売が許可されていないタイプ
の安定剤を所持する者が多数いる事実はつかんでいました。捜査の結
果，それらはメキシコと南米でしか販売が許可されていないアップジョ
ン90と呼ばれる，ザナックスのジェネリック医薬品であることがわか
りました。これらの薬が国内に密輸され，闇で取引されていたのです。
全国違法薬物関連捜査官連盟のジョン・バークも，この摘発に関わった
捜査官の一人です。彼は，この密輸が全国レベルで展開していたことを
突き止めるに至った経緯を語ります。「われわれは，最初に，密輸した

第 11 章　警察・司法関係者の努力　175

処方薬をオハイオ州で販売していた男を逮捕しました。彼は，メキシコのサンアントニオを月2回ほどのペースで訪れ，1回に10万錠の違法ザナックスを買い付けていました。1錠50セントで買った薬を，アメリカ国内において1錠につき1ドルで売っていました。密輸1回につき5万ドルの儲けを出していたのです。この捜査が終了して1年ほどたったころ，私はテネシー州で，アディクション関連のあるセミナーに参加していました。その最中に，地元の警察官が参加者全員に向かって，密輸されたアップジョン90という処方薬の捜査に関わったことのある方はおられませんか？という質問を投げかけたのです。同じ手法の密輸密売行為が，他の地域でも行われていたのです」。

国レベルの取り組み

麻薬撲滅戦争における国レベルでの取り組みの中に，近年ようやく，処方薬の違法取引への介入も含まれるようになってきました。ホワイトハウス内の全米麻薬撲滅対策室は，予防，教育，治療の3本柱を旗印に対策を進めています。連邦政府は，議会への働きかけを通じて，インターネットを使った処方薬の違法販売の摘発にも強い姿勢で臨んでいます。

そういった対策の成果が上がりつつあります。2007年8月には，処方薬の違法販売で1億2千6百万ドルを売り上げていたアフパワーという会社が摘発されました。会社，およびその18名の社員は，313件の罪で起訴されています。同じころ，エクスプレス・ファーマシー・ディレクトという会社のオーナーが，連邦刑務所にて禁固30年の刑を言い渡されました。この会社は，インターネットを使って，正規の処方箋を持っていない顧客に規制薬物である処方薬を違法に販売した罪に問われていました。

176　第Ⅲ部　薬物乱用を抑制する努力

麻薬取締局の取り組み

　麻薬取締局の使命は，規制薬物に関する合衆国の法令を執行することです。処方薬関連の違法行為への対処も，その職権に含まれています。厳密に言えば，麻薬取締局は法の執行機関ではありません。しかし，通常，局内の調査官は，FBI，関税局，食品医薬品局，州や地元の警察などの捜査官と連携を取りながら仕事を進めます。麻薬取締局は，ドクターショッピングのような小規模の犯罪ではなく，大量の規制薬物の違法取引に関わるような大物を摘発する役割を担った機関です。

　麻薬取締局の試算によると，ブラックマーケット等で違法に取引されている処方薬の市場規模は，数十億ドルに及ぶと見られています。たとえば，鎮痛剤オキシコンティンは，闇市場で人気の高い薬です。この薬は薬局で正規に購入すれば1錠4ドルですが，転売すれば1錠10～40ドル，もしくはそれ以上で売れると言われています。癌患者であれば，日ごろ200～300錠の処方薬を薬局で受け取るのは普通のことですが，それらの薬を，もし転売すれば1万2千ドルの価値があるのです。

　麻薬取締局のある調査官が関わった事件では，シカゴ在住の医師が逮捕されました。その医師は，鎮痛剤や安定剤を30錠ずつパックに詰めてラスベガスにある健康食品店で売っていたのです。シカゴ空港で逮捕されたとき，彼はハイドロコドン3万錠をスーツケースに入れて所持していました。捜査の結果，この医師は合計50万錠以上のハイドロコドン等の処方薬を違法に販売していたことがわかりました。彼は有罪の判決を受け，禁固4年の刑を宣告されました。

処方薬取締戦略チームの取り組み

　1990年代に麻薬取締局は処方薬の違法取引を取り締まるための戦略的チームを設立しました。たくさんのグループの集合体である処方薬取締戦略的チームは国からの予算で運営されています。各グループは麻薬取締局の調査官と州警察および地元警察の警察官で構成され，担当地域

の違法取引の捜査に当たります。

　処方薬の違法取引は，地域の枠を超え，全国規模で横行しているのが現状です。州をまたいで配送される規制薬物の動きを把握するために，麻薬取締局は ARCOS（Automation of Reports and Consolidated Orders System）というシステムを活用しています。このシステムは，処方薬が製造されてから，配送され，販売に至るまでの全過程を追跡し記録します。

　ここ数年来，麻薬取締局は IMS ヘルスという民間会社とも連携しながら，医薬品の販売・発送状況の把握を全国的視野で進めています。IMS のデータを活用すれば，処方薬販売に伴う物品の動きのパターンが小さな地域単位で明らかになります。

おわりに

世界を変えようとしている少数の人々のパワーを侮ってはならない。
実際に世界を変えてきたのは，そんな人たちなのだ。

——マーガレット・ミード　文化人類学者
(1901 〜 1978)

　アルコール，タバコ，違法ドラッグ，合法ドラッグなどアディクションを引き起こすさまざまな物質の乱用は，今現在，この国の人々の健康をおびやかしている最も深刻な問題の一つといえます。アディクションという病気は，家族がお互いを慈しむ心の絆を引きちぎってしまうだけでなく，治療をせずにいると，数々のさらなる不幸を引き起こします。病気がちになり早死にしたり，学校を退学してしまったり，交通事故やエイズ感染，失業，不完全雇用，常習的欠勤，労働者の生産性の低下など，さまざまな困難が襲いかかってきます。

　物質乱用がもとで，毎年，50万人以上の人々が命を落としています。長期にわたる薬物の乱用は，平均すると寿命を15年縮めると言われています。統計的に見ると，防ぐことができたのに死んでしまった人々の約半数は，物質乱用が原因で亡くなっています。全国の病院のベッドの5分の1は，物質乱用が要因となる疾患の患者でふさがれています。

　歴史的に見ても，処方薬乱用による健康被害の問題は，あまりにも軽視されてきました。人知れず蔓延しているこの処方薬の問題を，広く国民に周知しなければなりません。

　この問題に立ち向かうにはどうしたらよいのでしょう？　この問いに対する，明確な解答はないように思えます。この問題は，非常に多面的です。ただ，はっきり言えることは，この問題に関する知識を，広く一

般に伝えてゆく必要があるということです。処方薬依存症の問題に対してわれわれができることは以下のようなことでしょう。

- 消費者に対する，アディクションや処方薬依存に関する啓蒙活動を強化する。
- 医療従事者に対する，アディクションについての継続的教育を強化する。
- 患者がアディクションの治療を受けやすい環境を整える。
- 学校をはじめ，一般の人々にアディクション予防のプログラムを提供する。
- 処方薬関連の違法行為に対する取り締まりへの予算を増やす。
- インターネット上の違法な処方薬販売行為の取り締まりを強化する。
- 処方薬を違法に入手した者に対しての処罰の一環にアディクションの治療を盛り込む。
- 処方薬監視プログラムを実施する。

アディクション治療プログラムの提供や処方薬監視プログラムなど，処方薬問題に対して実施された対策のいくつかは，もうすでに明らかな成果を上げています。それらを踏まえたうえでのさらなる努力が必要です。この問題を解決するために必要な知識や能力は，われわれの社会の中に十分に備わっています。ですから，今，われわれに必要なのは決意を新たにすることです。処方薬乱用に苦しむ人々や，失われつつある命を救うためにも，その決意が必要なのです。

付録 A

規制薬物の分類

　一般に乱用されることの多い薬物と，それらの薬物が，スケジュールと呼ばれる分類項目のどこに属しているかを以下に示します。麻薬取締局のウェブサイト（www.deadiverson.usdoj.gov/schedules）には，各項目に分類されている薬物名がすべて記載されています。

スケジュール I
医療目的に使用される可能性のない違法薬物です。
- ヘロイン
- MDMA（エクスタシー）
- フェンサイクリジン（PCP）
- MDA
- ペヨーテ
- マリファナ
- メタカロン（クオルード）
- LSD
- メスカリン
- シロシビン

スケジュール II
　乱用される危険性の高い薬物です。使用することにより，非常に強い身体的・精神的依存を形成する可能性があります。ペン，またはタイプを使って作成され，医療従事者が署名した処方箋が必要です。緊急でやむを得ない場合に限り，口頭による処方の指示ができますが，72 時間以内に書面によって確認されなければなりません。再処方は禁止です。
- Alfentanil（*Alfenta*）
- アモバルビタール（*Amytal*）（イソミタール®）

付録 A　規制薬物の分類　181

- Amphetamine（*Dexedrine, Adderall*）
- コカイン
- コデイン（コデイン®）
- フェンタニル（*Sublimaze, Duragesic*）（デュロテップ®）
- グルテチミド
- Hydromorphone（*Dilaudid*）
- Levomethadyl（*LAAM*）
- Levorphanol（*Levo-Dromoran*）
- Meperidine（*Demerol*）
- メサドン（*Dolophine*）（メサペイン®）
- メタンフェタミン（*Desoxyn*）（ヒロポン®）
- メチルフェニデート（*Ritalin*）（リタリン®，コンサータ®）
- モルヒネ（*MS Contin, Oramorph, Roxanol, Duramorph,* 他）（モルヒネ®）
- アヘン
- オキシコドン（*OxyContin, Percodan, Percocet, Roxycodone, Tylox*）（オキシコンチン®）
- Oxymorphone（*Numorphan*）
- ペントバルビタール（*Nembutal*）（ラボナ®）
- Phenmetrazine（*Preludin*）
- セコバルビタール（*Seconal*）（アイオナール®）
- Sufentanil（*Sufenta*）

スケジュールⅢ

乱用される可能性のある薬物です。使用することにより，低度から中度の身体的依存，または強度の精神的依存を形成する可能性があります。口頭または書面での処方指示が可能です。処方の開始から 6 ヶ月以内に，再処方が 5 回まで可能です。

- アナボリックステロイド（*Anadrol-50*, *Deca-Durabolin*, *Halotestin*, *Oxandrin*, *Winstrol*）
- Benzphetamine（*Didrex*）
- ブプレノルフィン（*Buprenex*, *Subutex*）（レペタン®）
- Butabarbital（*Butisol*）
- Butalbital（*Fiorinal*, *Fioricet*）
- アヘン樟脳チンキ（パレゴリック［監訳者注：アヘン安息香チンキ。下痢止めや鎮痛剤としても使用されるが，依存性があるため，医師の処方を厳守する必要がある］）
- コデイン（低用量のコデインと非麻薬性の薬剤との合剤：アセトアミノフェン［*Tylenol with Codeine* またはアスピリン，*Empirin with Codeine* または *Soma Compound with Codeine*］）（コデイン®）
- Dronabinol（*Marinol*）
- Hydrocodone（アセトアミノフェンとの合剤では *Lorcet*, *Lortab*, *Vicodin*；アスピリンとの合剤では *Lortab ASA*；クロルフェニラミンとの合剤では *Tussionex*）
- Nalorphine（*Nalline*）
- Phendimetrazine（*Prelu-2*）
- テストステロン

スケジュールⅣ

乱用される可能性のある薬物です。使用することにより，身体的・精神的依存を形成する可能性があります。口頭または書面での処方指示が可能です。処方の開始から6ヶ月以内に，再処方が5回まで可能です。

- アルプラゾラム（*Xanax*）（ソラナックス®，コンスタン®）
- Butorphanol（*Stadol*）
- Chloral Hydrate（*Noctec*）
- クロルジアゼポキシド（*Librium*, *Libritabs*）（コントール®，バラン

ス®）

- クロナゼパム（*Klonopin*）（ランドセン®，リボトリール®）
- Clorazepate（*Tranxene*）
- ジアゼパム（*Valium*）（セルシン®，ホリゾン®）
- フルラゼパム（*Dalmane*）（ダルメート®）
- ロラゼパム（*Ativan*）（ワイパックス®）
- Mephobarbital（*Mebaral*）
- メプロバメート（*Equanil, Miltown*）（アトラキシン®）
- ミダゾラム（*Versed*）（ドルミカム®）
- Oxazepam（*Serax*）
- ペモリン（*Cylert*）（ベタナミン®）
- ペンタゾシン（*Talwin*）（ペンタジン®，ソセゴン®）
- Phentermine（*Fastin*）
- フェノバルビタール（*Luminal*）（フェノバール®）
- Propoxyphene（*Darvon, Darvocet*）
- クアゼパム（*Doral*）（ドラール®）
- Temazepam（*Restoril*）
- トリアゾラム（*Halcion*）（ハルシオン®）

スケジュールV

州政府や地方自治体によって規制されていますが，乱用される危険性
は低い薬物です。乱用の危険性を抑えるために，依存性のある薬と依存
性のない薬の複合薬である場合が多く，処方箋なしで購入できます。

- コデイン（低用量のコデインと非麻薬性の薬剤との合剤では *Tussi-Organidin*）
- Diphenoxylate（*Lomotil*）

付録 B

65 歳以上の患者には処方すべきでない医薬品

安定剤, 睡眠薬

- クロルジアゼポキシド (*Librium, Mitran*) (コントール®, バランス®)：安定剤は転倒の原因になる。
- ジアゼパム (*Valium*) (セルシン®, ホリゾン®)：安定剤。作用持続時間が長すぎて, 依存性がある。
- フルラゼパム (*Dalmane*) (ダルメート®)：睡眠薬。転倒の危険性。
- メプロバメート (*Miltown, Equagestic, Equanil*) (アトラキシン®)：安定剤。転倒の危険性。
- ペントバルビタール (*Nembutal*) (ラボナ®)：鎮静剤。依存性。
- クアゼパム (*Doral*) (ドラール®)：眠気, めまい, 立ちくらみ, ふらつきを起こす危険性。
- セコバルビタール (*Seconal*) (アイオナール®)：鎮静剤。依存性。
- Temazepam (*Restoril*)：不安になる, 動作がぎこちなくなる, ふらつく, 日中の眠気, めまい, 疲労感, 作用が日中へ持ち越す, 頭痛, 立ちくらみ, 吐き気, いらつき, けだるさ, 衰弱, 依存性。
- トリアゾラム (*Halcion*) (ハルシオン®)：眠気, めまい, 立ちくらみ, ふらつき。

抗うつ剤

- アミトリプチリン (*Elavil*) (トリプタノール®)：排尿障害, めまい, 眠気。

付録 B　65 歳以上の患者には処方すべきでない医薬品　185

- クロルジアゼポキシド‐アミトリプチリン（*Limbitrol*）（コントール®，バランス®）：よく起こる副作用に，目のかすみ，めまい，頭痛，吐き気。
- Doxepin（*Sinequan*）：眠気，めまい，目のかすみ。高齢者は薬効に対して過敏に反応する傾向がある。
- Fluoxetine（*Prozac*）：血中ナトリウム濃度の低下が起こる。高齢者は薬効に対して過敏に反応する傾向がある。

関節炎薬

- インドメタシン（*Indocin, Indocine SR*）：錯乱，頭痛。
- ナプロキセン（*Naprosyn, Avaprox, Aleve*）（ナイキサン®）：出血性胃潰瘍。重篤な場合，死に至ることもある。
- オキサプロジン（*Daypro*）（アルボ®）：めまいや眠気。高齢者は薬効に対して過敏に反応し，胃出血や腎障害に至る危険性がある。
- ピロキシカム（*Feldene*）（フェルデン®，バキソ®）：めまいや眠気。高齢者は薬効に対して過敏に反応し，胃出血や腎障害に至る危険性がある。

糖尿病薬

- クロルプロパミド（*Diabinese*）（アベマイド®）：重篤な浮腫の危険性。

鎮痛剤

- Ketorolac（*Toradol*）：高齢者は薬効に対して過敏に反応する傾向がある。副作用として，めまい，眠気，頭痛がある。
- Meperidine（*Demerol*）：依存性。副作用として，めまい，立ちくらみ，意識の低下がよく起こる。
- ペンタゾシン（*Talwin*）（ペンタジン®，ソセゴン®）：依存性。

- Propoxyphene（*Darvon, Darvocet*）：依存性があるうえに，薬効はアスピリンと大差がない。

認知症治療薬
- Ergot mesyloids（*Hydergine*）：胃のむかつき，一時的な吐き気。
- イソクスプリン（*Vasodilan*）（ズファジラン®）：薬効が確認されていない。

抗凝固剤
- ジピリダモール（*Persantine*）（ペルサンチン®，アンギナール®）：人工心臓弁を使っている患者以外では，有効性が確認されていない。
- Ticlopidine（*Ticlid*）：よく起こる副作用として，下痢，消化不良，吐き気，腹痛，嘔吐がある。

筋弛緩薬
- Carisoprodol（*Soma*）：中枢神経系に対する毒性。
- Chlorzoxazone（*Paraflex*）：眠気，めまい，イライラ。
- Cyclobenzaprine（*Flexeril*）：めまい，眠気，意識喪失。
- Metaxalone（*Skelaxin*）：よく起こる副作用として，めまい，眠気，頭痛，イライラがある。
- メトカルパモール（*Robaxin*）（ロバキシン®）：めまい，眠気。
- Orphenadrine（*Norflex, Norgesic*）：めまい，眠気，意識消失。

降圧剤
- クロニジン（*Catapres*）（カタプレス®）：よく出る副作用として，めまい，眠気，疲労，吐き気がある。
- ドキサゾシン（*Cardura*）（カルデナリン®）：めまいや眠気が起きることがある。

付録 B　65 歳以上の患者には処方すべきでない医薬品　187

- Guanadrel（*Hylorel*）：強い倦怠感，眠気，めまいが起きることがある。
- プロプラノロール（*Inderal*）（インデラル®）：思考や身体の動きが鈍ったような感覚が起こる。
- レセルピン（*Serpalan, Serpasil*）（アポプロン®）：うつ症状。

抗不安薬

- アルプラゾラム（*Xanax*）（ソラナックス®，コンスタン®）：めまいやふらつきが起こることがある。依存性がある。
- クロラゼプ酸（*Tranxene*）（メンドン®）：衰弱した高齢者においては，ふらつきや過鎮静が起こりやすい。
- ヒドロキシジン（*Vistaril, Atarax*）（アタラックス®，アタラックス-P®）：眠気。高齢者においては，薬効が働きすぎる場合がある。
- ロラゼパム（*Ativan*）（ワイパックス®）：動作がぎこちなくなったり，めまい，眠気，ふらつきなどが副作用として出ることがある。高齢者においては，薬効が働きすぎる場合がある。
- Oxazepam（*Serax*）：高齢者においては，薬効が働きすぎる場合がある。特に，起立時の立ちくらみに注意が必要。

心臓病の薬

- アミオダロン（*Cordarone, Pacerone*）（アンカロン®）：めまい，疲労感，運動失調などが副作用として出ることがある。
- ジゴキシン（*Lanoxin*）（ジゴシン®）：めまいや目のかすみが副作用として出ることがある。
- ジソピラミド（*Norpace, Norpace CR*）（リスモダン®）：めまいや目のかすみが副作用として出ることがある。
- エタクリン酸（*Edecrin*）（製造中止）：めまい，立ちくらみ，意識消失などが副作用として出ることがある。高齢者においては，薬効

が働きすぎる場合がある。

- ニフェジピン（*Procardia, Adalat*）（アダラート®）：副作用として，めまい，疲労感，立ちくらみ，気分変調などがある。

注意欠陥多動性障害（ADHD）の薬
- アンフェタミン（*Adderall*）（覚せい剤）：高血圧，めまい，体重減少を起こすことがある。

胃腸薬
- ベラドンナ アルカロイド（*Donnatal, Hyosophen*）（ロートエキス®）：目のかすみ，めまい，立ちくらみを起こしたり，動作がぎこちなくなったりする。
- ビサコジル（*Dulcolax*）（テレミンソフト®）：脱力感，こむらがえり，胃の不快感が起こることがある。
- Cascara segrada（ジェネリック医薬品）：腹痛，直腸出血，胃痙攣。
- シメチジン（*Tagamet*）（タガメット®）：主な副作用として，下痢，めまい，眠気，頭痛などがある。
- Clidinium-chlordiaepoxide（*Librax*）：主な副作用として，目のかすみ，めまい，混乱，ぎこちなさがある。
- ジサイクロミン（*Bentyl*）（コランチル®）：眠気，めまい，目のかすみ，立ちくらみが起こることがある。高齢者においては，薬効が働きすぎる場合がある。
- ヒヨスチアミン（*Levsin, Levsinex*）（アトロピン®）：高齢者においては，薬効が働き過ぎ，便秘，排尿障害，眠気，動揺，混乱，興奮を起こすことがある。
- プロパンテリン（*Pro-Banthine*）（プロ・バンサイン®）：眠気，めまい，目のかすみ，立ちくらみを起こすことがある。

呼吸器系や鼻炎の薬

- Chlorpheniramine（*Chlor-Trimeton*, *Ahist*）：よく出る副作用として，めまい，眠気，頭痛，食欲不振がある。
- シプロヘプタジン（*Periactin*）（ペリアクチン®）：眠気，疲労感，めまいが起こることがある。
- d-クロルフェニラミン（*Polaramine*）（ポララミン®）：よく出る副作用として，眠気，疲労感，めまいがある。
- ジフェンヒドラミン（*Benadryl*）（レスタミン®）：眠気，疲労感，めまいが起こることがある。60歳以上の患者で副作用が顕著な場合には，用量を減らす必要がある。
- プロメタジン（*Phenergan*）（ピレチア®，ヒベルナ®）：眠気，立ちくらみが起こることがある。高齢者においては，薬効が働きすぎる場合がある。

統合失調症の薬

- チオリダジン（*Mellaril*）（メレリル®）：軽い情動不安，眠気，ふるえ。

性腺機能低下症の薬

- メチルテストステロン（*Android*, *Virilon*, *Testrad*）（製造中止）：高齢者においては，薬効が働きすぎ，前立腺肥大や前立腺癌発症のリスクがある。

尿路感染症薬

- ニトロフラントイン（*Macrodantin*）（製造中止）：息切れ，胸の痛み，しびれ，うずきが起こることがある。
- オキシブチニン（*Ditropan*）（ポラキス®）：眠気，立ちくらみ，目のかすみが起こることがある。

出典：*Archives of Internal Medicine* 誌に掲載された以下の報告を要約したものである。Fick, D.M., Cooper, J.M., Wade, W.E., Walter, J.L., Maclean, J.R., Beers, M.H. : Updating the Beers criteria for potentially inappropriate medication use in older adults: results of a US consensus panel of experts, *Arch Intern Med.* 2003; 163: 2716-2724.

監訳者あとがき

　覚せい剤やコカイン，あるいはヘロインや怪しげなドラッグが乱用されていて，大きな社会問題になっているのは，周知のとおりである。乱用後の事件事故も後を絶たない。そうした，違法薬物と言われる薬物乱用者や依存症者のための民間治療施設のダルク（DARC）が，日本に何十ヶ所もあり，刑務所にも遺法薬物の乱用により検挙され服役している人たちの数がかなりのものになる。覚せい剤だけを見ても，全受刑者の4分の1程度と言われている。

　しかし，アメリカなどでは，実は薬物乱用者や薬物依存症者の使用している薬物は，処方薬が最も多いという事実もまた，周知のとおりなのである。医師により病の治療のために処方される医薬品である処方薬が，薬物乱用と依存症の最大の問題であるのは，何とも皮肉なものである。なぜ，そうした問題が起きるのか，日本には，そうした問題は存在しないのか。

　本書は，アメリカにおける処方薬依存症の現状を綿密な取材によって書き上げたジャーナリストの報告書である。しかし内容は，単なる現状報告にとどまらず，処方薬依存症の背景から治療，家族への援助の仕方に及ぶまで，処方薬依存症への対処の仕方を学ぶにとどまらず，その他の依存症，アルコール，ギャンブルなど，依存症全般に対しても随所に役に立つ記述が含まれている。一読に値すると思いこの度星和書店のご理解のもと日本語版の出版に至ったものである。

　日本にも，実は処方薬依存症者は少なくなく，依存症の治療施設にも前述のダルクにも，また私のカウンセリングオフィスにも多くの方がお見えになっている。彼らの特徴は，

　①病院やクリニックへの通院の目的が主として処方薬をもらうためになっている

②何かと理由をつけては，処方量や日数を多くしてもらおうとする

③処方が開始されたときの症状が消失しているにもかかわらず服薬を続けている

④処方が開始されたときよりも処方量が増えている

⑤医師に対して，自分の症状を大げさに言い，処方量の増量や継続を要求する

⑥処方薬と同時に，飲酒や売薬を同時に乱用する

⑦服薬していても不安や抑うつ状態の悪化がある者がいる

⑧減薬や断薬の恐れを常に感じている

⑨処方された期間以前に薬がなくなってしまうことが多い

⑩薬を減らしたり中止すると，離脱症状の出ることがある

⑪いくつかの医療機関にまたがって通院し処方してもらう

などの傾向がみられる。感触としては，違法薬物から処方薬へのスライドの傾向を感じないではいられない。

　本書の訳出に当たり，埼玉県立精神医療センター副病院長の成瀬暢也先生に，多大なお力を頂戴したことを感謝を持って述べなければなりません。先生の，長い臨床と研究のお力があって，この書の訳出が可能になったものです。特に，アメリカで処方されている薬品と同じ薬効のある薬品の日本名を，時間をかけてお調べくださったことは，ご多忙な先生の診療業務をさぞかし妨げたことであろうかと大変申し訳なく，また感謝にたえません。先生が昨年中外医学社よりご出版された『アルコール依存症治療革命』は，日本の依存症治療に衝撃を与えたばかりであり，今後ともさまざまなご指導をお受けしたいと願っております。

　この書を素訳してすぐにお読みいただいたのが福岡の飯盛会倉光病院の院長倉光かすみ先生でした。倉光先生には，実は私が非常勤スタッフとして病院の入院患者やデイケア患者，そして家族への援助をさせてい

ただいている病院の上司にあたる方でもありますが，長い依存症治療の
ご経験をお持ちの方で，病院の治療理念や治療プログラムは，おそらく
日本でもっともしっかりと構成されていると思われます。先生には，こ
の書のいわば読みどころをはじめにお書きいただきました。本書の内容
にはじめから興味をそそられるはずです。

　訳出に関して，二人の方の協力をいただきました。

　昨年9月末に，私が前庭神経炎という激しいめまいを主症状する病の
ために，救急車で二度三度運ばれるという状態に陥りました。そのた
め，しばらくすべての業務を中止し，この書の訳出も大幅に遅れる可能
性があったので，お二人に途中から訳をお願いしました。会津亘さん，
水澤寧子さんのお二人のプロフィールは，巻末にありますが，お陰さま
で出版にこぎつけることが可能になりました。

　何よりも，この書の意義を理解され，快く出版をお引き受けくださっ
た星和書店代表取締役社長の石澤雄司様と企画部長の岡部浩様に，心か
ら感謝申し上げます。先に出版をさせていただきました『高機能アル
コール依存症を理解する』も，日本ではまだなじみの薄い高機能アル
コール依存症という概念を広く知っていただく意味で極めて有意義な出
版であったと思います。さらに今回の処方薬依存症という単行本も，な
ぜか医療関係者の論文はいくつか出されているものの，単行本ではまだ
一冊も出版されていない状態であり，必要性の高いものと思っておりま
した。ご理解を心より感謝申し上げます。

　日常業務でつくづく感じていることは，いわゆる病気，sickness とか
illness というものに対する薬物療法は，時には不可欠であり何ら否
定するものではないが，disease，日本語では，同じように病（やまい）
と訳すが，dis ease 容易に生きられない，ということ，言い換えれば，
「生きにくさの病」を抱えた人たちが実に多く，そうした人たちに対す
る薬物療法には，長い間疑問を持っている者の一人である。薬物療法

は，気分，感情は一時的に変えることが可能であるが，その人の人生や生き方まで変えてはくれない。自己否定感，みすてられ不安，無力感，深い悲しみ，虚しさ，怒り，罪悪感などといったネガティブな感情は，精神病理というより，むしろ生い立ちや喪失体験，トラウマなどの背景によることが多く，これらを癒すには，積極的に傾聴をする人に話をすること以外には回復することが難しい。いわば抑圧してきたネガティブな感情を表出することで，未完の問題が完結するのである。

　保険診療をベースにした診療報酬制度のもとでは，医療機関では長時間患者の話を聞くことは，なかなか困難なことであろう。だからと言って，投薬して解決しようとしているなどというつもりは全くないが，安易に気分を変える，即効性のある薬物，アルコール，ギャンブルなどが時として危険なように，処方薬も使い方によっては，まさに薬にも毒にもなりかねない要素があること広く理解することが求められるし，間違っても，医師の処方を無視して服薬したり，他人から処方薬をもらって勝手に服用することなどのないように，日ごろから気を付ける習慣が求められよう。今後，日本でも処方薬依存症が拡大しないことを願わずにはいられない。

2019 年 7 月

Healing & Recovery Institute　所長

水澤　都加佐

索　引

【欧　語】

12 ステップグループ　50
12 ステッププログラム　49, 65,
　　66
12 ステップミーティング　48, 62,
　　63

AA　35, 48, 50, 56, 58, 110
ARCOS（Automation of Reports
　　and Consolidated Orders
　　System）　177
ASAM　80
CASA　154
　　──報告書　156
Controlled Substances Act　46
FDA　154
KASPER　164
NA　27, 35, 50, 56, 110
National Institute on Drug Abuse
　　14
PAWS　75
　　──モデル　76
PMP　160
Pseudo-addiction　124
RxPatrol　152
The American Society of Addiction
　　Medicine　4
The Drug Abuse Warning
　　Network　13, 18

【日本語】

あ行

愛をもって手放す　105
悪徳医師　142, 144
アダルト・チルドレン　100
アディクション　3, 4, 20, 55, 60,
　　73, 77, 100
　　──がもたらす弊害　101
　　──からの回復　88
　　──とベンゾジアゼピンの歴史
　　　　20
　　──になった原因探し　111
　　──の家族歴　10
　　──の兆候　9
　　──の本質　101
　　──のリスク　10, 90
　　──のリスクの高い他の要因　11
　　──への怖れ　127
アフターケア　66, 67
　　──プログラム　38
アラノン　110, 121
アルコール依存症　32
安易な手助け　110
医師が果たすべき責任　146
意識していない依存症者　12
痛みのマネジメント　122
イネイブリング　84, 102, 103, 104
　　　　→「知らず知らず」の段階
　　　　　　102
　　　　→「必死」の段階　102
医療従事者の取り締まり　174
インターネット上の不法取引　154
インターネット薬局　155
インタベンション　113
　　　　→介入

インタベンショニストの指導　119
インフォーマルな介入手法　113
栄養補助食品　138
エピソード　13
オーバードーズ　3, 8, 30, 149
　　　→過剰摂取，過剰服用，過量服薬
おくすりチェック　136, 137, 138
オピエート　13, 51, 70, 74, 85
　　──の離脱症状　47
オピオイド　13
　　──系薬物　41
　　──の離脱症状　14

か行

介入（インタベンション）　113
　　──チーム　115
　　──を実施する場所　116
回復　81
外来治療　62
カウンセラーの指導　119
覚せい剤　15
過剰摂取　3, 30, 149
過剰服用　8
家族支援　65
家族にできる薬物依存に苦しむ
　　人への10の援助方法　110
家族の使用歴　97
家族のためのサポートグループ
　　121
家族の病気　100
家族プログラム　121
渇望　14, 38, 41
家庭用のテストキット　35
過量服薬　52
監視プログラム　168
患者が果たすべき責任　146
患者教育　71
感情的な痛み　58
感情的な作業に取り組む　31
感情的なニーズを満たす　43
感情の問題　94

"完璧でない"こと　57
気が回らない医師　142, 144
疑似依存症　124
規制薬物　98
　　──の分類　180
　　　→スケジュールⅠ　180
　　　→スケジュールⅡ　180
　　　→スケジュールⅢ　181
　　　→スケジュールⅣ　182
　　　→スケジュールⅤ　183
　　──利用状況の再調査・評価
　　　　システム　166
気分のアップダウン　83
救急治療室　8
急性離脱後症候群　75
急な断薬　26
教育　63
共依存　105
強迫的使用のサイクル　96
金銭的援助　111
口先だけの脅し　111
国レベルの取り組み　175
グループカウンセリング　30, 62,
　　66
グループセラピー　62, 63
グループ力動　67
クレイビング　14
クロス・アディクション　99
ケアユニット　47
警告サイン　97
警察・司法関係者　169
解毒　38, 43, 52, 56, 61
　　──センター　74
　　──治療　34, 60, 74, 75
　　──のための医療ユニット　61
高機能依存症者　29
構造的な介入手法　115
興奮剤　15
　　──の離脱症状　16
合理化　92
高齢者　131
　　──におけるアディクション　133

索引　197

——に家族が治療を勧めるときの
　　アドバイス　135
——にとって最も危険な処方薬
　　132
——の死亡原因　131
個別カウンセリング　66
個別セラピー　63

さ行

罪悪感　28, 50
再使用　65, 75, 78, 85
——の警告サイン　77
——の引き金　63
——の予防　75
——のリスク　60
再燃　20
再発に向かう負のスパイラル　99
錯乱状態　52
サポーティブな家族　50, 64
サポートグループ　31, 48, 50, 53,
　　56, 64, 88, 97
サポートシステム　57, 76
サボキソン　67, 68, 73
——治療　67, 69
自己防衛的なメカニズム　5
時代遅れの医師　142, 143
市販薬に対する注意事項　138
自分自身のケア　106
自分でコントロールする　59
社会的依存　77
社会的スティグマ　9, 40
社会的不承認　6
州レベルでの取り組み　172
受容体　4
症状の再燃　19
症状の出現　13
情緒的な痛み　23
処方箋の偽造　37, 169
——行為　147
処方箋を使った不正入手法　147
処方薬依存　42

——から回復　23
——の治療　82
処方薬取締戦略チーム　176
処方薬の違法入手がはびこる要因
　　171
処方薬の不正流出　153
処方薬の不適切な使用　136
処方薬密売の取り締まり　173
処方薬モニタリング・プログラム
　　160
　　　→プロアクティブ・
　　　　プログラム　162
　　　→リアクティブ・
　　　　プログラム　162
処方薬乱用チェックリスト　22
しらふ　40, 76
尻ぬぐい　110
心理的依存　77
睡眠障害　94
ストリート・ドラッグ　7, 90
ストレッサー　76
——の特定　94
スピリチュアリティ　65
スピリチュアルなサポート　66
スリップ　76
生理学的な依存　20, 21
世代間連鎖を止める　88
セルフケア　50, 121
専門家のサポート　121

た行

耐性　4, 38, 78
——形成　51
退薬症状　14
他国からの密輸　174
確かな情報を集める　110
だまされる医師　142
短期間の使用　18
短期の治療　64
地域での教育プログラム　174
長期間の使用　18

長期の治療　64
長期離脱症状　75
治療施設　65
　──の選択　116
治療プログラム　62
鎮静剤　17
　──の危険性　132
ティーンの薬物乱用　7, 8, 11
デイケア　62
疼痛治療からアディクションへの
　移行　123
疼痛治療専門医　124
ドーパミン　4, 16
ドクターショッピング　36, 142,
　147, 161, 169
毒のカクテル　71

な行

ナラノン　110, 121
ナルコティクス・アノニマス　27
　→ NA
入院治療　63
脳の神経回路　4
ノルエピネフリン　16

は行

ハーブ系サプリ　138
ハイヤーパワー　59
恥　28, 50
パラノイア　96
引き金　76, 94
否認　5, 45, 48, 58, 89, 92, 135
　──を克服する　60
費用対効果　78
ファーマシーショッピング　147,
　161
不安の再発　20
フォローアップ　60, 66
　──サポート　66

ブラックアウト　26
ベンゾジアゼピン　13, 17, 18, 84,
　86, 93
　──の乱用　17
　──の離脱症状　18
保険　78, 136

ま行

麻薬取締局　176
麻薬撲滅戦争　175
慢性痛の治療　122
"無意識"で"医原性"のアディク
　ション　85
ムズムズ感　35
メサドン　69, 70
　──治療　70, 72
モチベーション　51, 86
モデル・ステート・ドラッグ法
　160

や～わ行

約束　111
薬物依存症　52
薬物依存のステージ　89
薬物耐性　18
薬物探索行動　4
薬物の医学的な使用　11
薬物の非医学的使用　11
薬物乱用　5, 6
　──警戒ネットワーク　13, 18
　──のサイクル　38
病んだ医師　142, 145
有害な薬物相互作用　131
乱用から依存になるポイント　92
乱用によるコスト　9
離脱症状　5, 14, 18, 26, 33, 35, 42,
　61, 69, 72, 83, 85, 87, 95
リバウンド　83
レセプター　4

著者について

　弟の死後，処方薬依存症で苦しんでいる人たちを援助したいと思うようになりました。しかしそれはとても難しい問題でした。そして，自分や愛する人がアディクションになったときにどうしたらいいかは，マニュアル本の通りにはなかなかいくものではありませんでした。この本が皆様に少しでもお役に立つことがあることを願っています。

ロッド・コルビン

　ロッド・コルビンは，長い間処方薬を使って35歳で亡くなったランディという弟の死を体験して，彼の情熱をこの本，*Overcoming Prescription Drug Addiction——A Guide to Coping and Understanding* にまとめました。この本は，2001年に発行された *Prescription Drug Addiction——The Hidden Epidemic* の第3版となります。

　2005年，コルビンはCASA（National Center on Addiction and Substance Abuse）の諮問機関で働いていました。CASAは，アメリカで初めて画期的な処方薬乱用問題を研究した機関でした。その研究は，"The study, Under the Counter : The Diversion and Abuse of Prescription Drugs in the United States" というものですが，2005年にその研究成果が発表されました。www. casacolumbia.org. でダウンロードできます。

　コルビンは，Addicus Books, Inc. の出版者として1994年以来さまざまな書籍を出版しています。オマハやネブラスカをベースに，消費者向け健康に関する出版に焦点を当てて出版をしています。またコルビンは，Independent Book Publisher's Association のボードメンバーでもありました。全米で，およそ4,000の独立した出版者がいる協会です。

　コルビンはまた，他に2冊のノンフィクションの本を出版しています。放送関係のジャーナリストでもあり，テレビやラジオのドキュメンタリーも手掛けています。アートで学士号をとり，カウンセリング心理学で修士号を取りました。彼のウェブページは，以下の通りです。

www. prescriptiondrugaddiction.com

［監訳者］

水澤　都加佐（みずさわ　つかさ）

　学習院大学卒業。日本社会事業大学研究科修了。神奈川県立精神医療センターせりがや病院心理相談科長を経て，現職は，㈱アスク・ヒューマン・ケア取締役研修相談センター所長，Healing & Recovery Institute 所長。

　著書に『仕事で燃えつきないために』『悲しみにおしつぶされないために』『依存症者を治療につなげる』（以上大月書店），『あなたのためなら死んでもいいわ』（春秋社），『自分の怒りと向き合う本』（実務教育出版）など多数。

　訳書に『子どもの悲しみによりそう』『PTSDってなに？』（以上大月書店），『依存症から回復した大統領夫人』『恋愛依存症の心理分析』（以上大和書房），『うつをやめれば楽になる』（PHP 研究所），監訳書に『親の依存症によって傷ついている子どもたち　物語を通して学ぶ家族への援助』『高機能アルコール依存症を理解する　お酒で人生を棒に振る有能な人たち』（以上星和書店）など多数。

Healing & Recovery Institute（HRI）

〒 231-0013　横浜市中区住吉町 2-21-1　フレックスタワー横浜関内 504

電話：045-663-9027　E-mail：hri@mzs.jp

［訳者］

会津　亙（あいづ　わたる）

　早稲田大学教育学部卒業後，医療機器販売会社に勤務。その後渡米しコネティカット州立大学分子細胞生物学科にて博士号取得。博士（理学）。精神保健福祉士。介護福祉士。ノースイースタン大学，ハーバート大学の研究室でがん治療の研究に従事した後，帰国し，依存症治療施設などで依存症からの回復プログラムをアルコール依存症者や薬物依存症者に提供している。

水澤　寧子（みずさわ　やすこ）

　東京女子大学文理学部心理学科卒業。精神保健福祉士。公認心理師。精神科ソーシャルワーカーを経て，現職は，㈱アスク・ヒューマン・ケア研修相談センター勤務。

　訳書に『傷つけられていませんか？　虐待的な関係を見直す（10 代のセルフケア）』（大月書店），『すべてがうまくいく安らぎの言葉』（PHP 研究所），『高機能アルコール依存症を理解する』（星和書店），『親の依存症によって傷ついている子どもたち　物語を通して学ぶ家族への援助』（星和書店）など。

処方薬依存症の理解と対処法

2019 年 9 月 14 日　初版第 1 刷発行

著　　者　ロッド・コルビン

監 訳 者　水澤都加佐

訳　　者　水澤都加佐，会津　亘，水澤寧子

発 行 者　石 澤 雄 司

発 行 所　㈱式会社　星 和 書 店

〒 168-0074　東京都杉並区上高井戸 1-2-5

電 話　03（3329）0031（営業部）／ 03（3329）0033（編集部）

FAX　03（5374）7186（営業部）／ 03（5374）7185（編集部）

http://www.seiwa-pb.co.jp

印刷・製本　中央精版印刷株式会社

Printed in Japan　　　　　　　　　　　ISBN978-4-7911-1029-2

・本書に掲載する著作物の複製権・翻訳権・上映権・譲渡権・公衆送信権（送信可能
　化権を含む）は ㈱星和書店が保有します。

・ JCOPY 〈（社）出版者著作権管理機構 委託出版物〉
　本書の無断複製は著作権法上での例外を除き禁じられています。複製される場合は，
　そのつど事前に（社）出版者著作権管理機構（電話 03-3513-6969,
　FAX 03-3513-6979，e-mail：info@jcopy.or.jp）の許諾を得てください。

親の依存症によって
傷ついている子どもたち

物語を通して学ぶ家族への援助

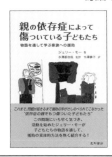

ジェリー・モー 著
水澤都加佐 監訳
水澤寧子 訳

四六判　336p　定価：本体2,200円+税

親の依存症によって傷ついた子どもたちには、これまで援助の手がさしのべられてこなかった。この問題にいち早く気づき、活動を始めた著者が、子どもたちの物語を通して、援助の具体的方法を紹介する。

高機能アルコール依存症を
理解する

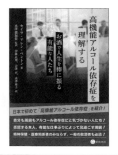

セイラ・アレン・ベントン 著
水澤都加佐 監訳
伊藤真理，会津亘，水澤寧子 訳

A5判　320p　定価：本体2,800円+税

病的な飲酒を続けながらも有能な仕事ぶりによって見過ごされてきた「高機能アルコール依存症者」。その実態と回復への道筋を当事者へのインタビューと調査研究に基づき詳説。当事者である著者自身の壮絶な体験も添えられる。

発行：星和書店　http://www.seiwa-pb.co.jp